中医药科普知识丛书

U0289024

中医谈爱眼护眼

湖南省中医药管理局　组织编写

主　编　喻京生
副主编　邓桂明　颜家朝　瞿　维
　　　　龙　辉　曾　静

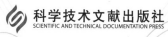

科学技术文献出版社
SCIENTIFIC AND TECHNICAL DOCUMENTATION PRESS
·北京·

图书在版编目（CIP）数据

中医谈爱眼护眼 / 喻京生主编；湖南省中医药管理局组织编写. —北京：科学技术文献出版社，2021.12

（中医药科普知识丛书）

ISBN 978-7-5189-8584-5

Ⅰ.①中… Ⅱ.①喻… ②湖… Ⅲ.①眼病—中医疗法 Ⅳ.① R276.7

中国版本图书馆 CIP 数据核字（2021）第 228869 号

中医谈爱眼护眼

策划编辑：张宪安 薛士滨 责任编辑：刘英杰 张雪峰 责任校对：文 浩 责任出版：张志平

出 版 者	科学技术文献出版社	
地　　　址	北京市复兴路15号　　邮编　100038	
编 务 部	（010）58882938，58882087（传真）	
发 行 部	（010）58882868，58882870（传真）	
邮 购 部	（010）58882873	
官方网址	www.stdp.com.cn	
发 行 者	科学技术文献出版社发行　全国各地新华书店经销	
印 刷 者	长沙鸿发印务实业有限公司	
版 次	2021 年 12 月第 1 版　2021 年 12 月第 1 次印刷	
开 本	850×1168　1/32	
字 数	133千	
印 张	7.5	
书 号	ISBN 978-7-5189-8584-5	
定 价	49.00元	

《中医药科普知识丛书》编委会名单

中医药科普知识丛书

《中医谈爱眼护眼》作者名单

主　编　喻京生

副主编　邓桂明　颜家朝　瞿　维　龙　辉　曾　静

作　者（按姓氏笔画排序）

王颢筱　孔寒枫　邓桂明　龙　辉　朱定耀

刘祁广　李　维　肖　霞　吴　姣　张紫金

张照亚　陈　广　易　妙　罗秀枝　赵　凡

赵黎明　郝传虎　姚琬华　贺　莉　秦　汉

高　健　黄俊珺　喻京生　曾　静　颜家朝

瞿　维

序　言

　　中医药是我国人民在长期的生产、生活实践中与疾病做斗争所积累起来的经验总结，既是防病治病的医学科学，更是我国宝贵的文化遗产。中医药学是中华文明的一个瑰宝，凝聚着中国人民和中华民族的博大智慧。沧桑几千年，从古至今，中医学形成了独特的生命观、自然观、健康观、疾病观、治疗观，包含着中华民族几千年的健康养生理念及其实践经验，不但护佑着中华民族繁衍生息，而且在当今时代焕发出越来越旺盛的生命力。

　　中医药根植于中国传统文化的沃土，通过历代医家们的不断观察总结，创新发展，形成了我国独特的卫生资源和原创的医学科学，既在疾病诊疗上疗效显著，又在养生保健方面经验丰富。如中医学四大经典著作之首的《黄帝内经》一书中提出的"法于阴阳，和于术数，食饮有节，起居有常"仍是我们今天强身健体、延年益寿的基本原则。中医倡导的"治未病"理论和方法，更是在疾病预防方面具有重大指导意义和实用价值，能在实施健康中国战略中发挥重要作用。

　　当今社会，健康问题已经成为世界各国关注的热点、重点。以习近平同志为核心的党中央高度重视维护人民健康，党的十九大将"实施健康中国战略"提升到国家整体战略层面统筹谋划。中国特色社会主义新时代社会主要矛盾已经转化为人民日益增长的美好生活需要和不平衡不充分的发展之间的矛盾，人民对美好生活的需要就包含对健康生活的需要，没有健康就没有美好生活，健康乃人民幸福之源和根基所在！然而目前我国慢性病高发、新发、再发，传染病时有流行，伤害发生率仍维持在较高水平。民众对健康知识普及率偏低，不健康的生活方式仍较常见。因此健康教育变得格外重要，健康科普势在必行。

中医药来源于民间、民众，深受群众的欢迎和喜爱，向大众传播中医药健康理念和知识，有助于引导群众树立正确的健康观，养成良好的生活方式，从而远离疾病、强身健体，提高生活品质和生命质量。有鉴于此，我局特组织湖南中医药大学第一附属医院、湖南中医药大学第二附属医院、湖南省中医研究院附属医院、湖南中医药高等专科学校附属第一医院、湖南省人民医院等知名中医专家精心编写了这套中医药科普知识丛书，全书作者以自己深厚的专业素养，深入浅出、通俗易懂地阐述了怎样爱眼护眼、养肝护肝、养肤护肤、养心护心、养肺护肺、养骨柔筋，怎样简效急救，如何预防癌症等。全书融科学性、权威性、实用性、通俗性和可读性于一体，看得懂、学得会、用得上，是家庭和个人增强健康意识，加强自我保健的良师益友。

健康出幸福，疾病生痛苦！养生保健、强身健体、科学防病，重在实践，贵在坚持。世上本无长生药，人间自有延

年方！希望这套中医药科普知识丛书，能为广大人民群众的
身心健康、幸福生活尽绵薄之力。

湖南省中医药管理局局长　郭子华

于长沙

前 言

　　眼睛是心灵的窗户，是人体最重要的感觉器官，人们获取的 80% 外界信息都是通过眼睛来完成的。同时它又有着结构精细的特点，即使微小损伤都可能引起病变，导致视力下降，甚至丧失，从而给个人、家庭和社会造成损失。现代社会的繁忙工作和不良生活习惯也让用眼越来越频繁，各种眼病的发病率呈上升趋势。正是由于上述原因，如何爱眼护眼在现代社会具有重要意义。

　　中医眼科历史悠久，源远流长，在应用中医药与眼病做斗争中积累了非常宝贵的经验。中医学的整体观念、辨证论治、治未病等理论思想汲取了传统文化的天人合一思想、阴阳平衡理念，凝聚着中华传统文化的思想精髓。在生活中，人们普遍对中医眼科缺乏了解，认为眼病的防治都是西医才能做的事情。鉴于此，湖南省中医药管理局组织长期从事临床一线的中医药眼科专家编写了此书。

　　本书采用通俗易懂、图文并茂的形式，系统地介绍了眼睛的功能、结构，以及眼睑病、结膜病、角膜病、白内障、青光眼、视网膜疾病、视神经疾病、眼外伤等疾病相关知识；着眼于人民群众关心的眼科问题，把专业性很强的眼科疾病知识及中医药预防、治疗、康复知识简化为大众易于接受的眼科科普知识，目的是提高大众爱眼护眼意识、传播中医药文化；是一本科学性、趣味性较强的中医科普著作。

　　本书由于编者较多，限于水平，编写过程中可能存在疏漏，请诸位读者提出宝贵意见，以便后续修正。

湖南中医药大学第一附属医院院长　朱镇华

目 录

第四章　爱护好结膜、角膜、巩膜、葡萄膜

第五章　白内障不可怕，正确治疗效果佳

第六章　警惕青光眼，可能就在你身边

第七章　爱护好视神经、玻璃体、视网膜

第八章　积极防控青少年近视、远视、散光、斜弱视

第九章　爱护双眼，预防眼外伤

第十章　常见全身疾病的眼部表现

第一章

认识我们的眼睛

第一节　眼睛就是人体的照相机，它是怎么组成的？

眼睛是心灵的窗户，它是人类感观中最重要的器官，大脑中大约 80% 的知识和记忆是通过眼睛获取，眼睛能辨别不同的颜色、不同的光线。读书认字、看图赏画、欣赏美景等都要用到眼睛。所以有人说眼睛就是人体的照相机。

你知道吗？照相机真的是模仿眼睛的功能来制作的，是通过聚焦来实现图像拍摄。照相机和眼睛的部分功能相同，所以说，眼睛是人体照相机。

那么，它是如何组成的呢（图 1-1）？

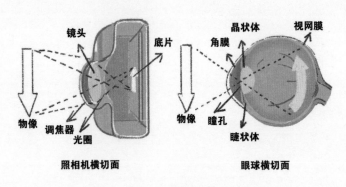

图 1-1　眼睛的结构

角膜位于眼球的前表面，它就像照相机的调焦器，将远近的光线都聚焦到眼部；晶状体位于眼球的中央，它相当于照相机的镜头，能清晰地捕捉到物体的形状和大小；睫状体和虹膜里的肌肉位于瞳孔附近，也在眼球的中央，它们就像照相机的光圈，能通过微调将远近物体都照得清楚细致；视网膜位于眼球的最后方，它则相当于照相机的底片，所有的物像经过晶状体的捕捉、调焦器的聚焦和光圈的微调后最终成像在视网膜这个底片上。这样，一个照相机的基本结构就完整了。那么，是不是只需组装好照相机就能完成图像呢？我们都知道，照相机拍完图像以后需要到暗室内进行冲洗才能得到清楚的照片。很巧的是，眼球有坚韧的外表面，其内表面由深色的色素覆盖，这样刚好形成一个坚固的暗箱，为冲洗照片提供了绝佳的环境。正是因为眼球拥有这样特殊的外部结构和精细的内部组成，眼睛才能拍出清晰的照片，并且它还是一部超高分辨率、超高频率的相机。有研究表明，人体的眼睛持续每秒向大脑传送数百张超高清照片来完成视觉功能。

眼睛是心灵的窗户，需要从小爱护。增加户外活动、保证充足的睡眠、保持均衡的饮食、合理用眼、眼部穴位按摩、饮用清肝明目的茶饮等有助于保护视力，保护眼球。常用的茶饮有：决明子枸杞菊花茶、玫瑰菊花饮等。

第二节 中医理论把眼睛分属哪几个脏腑？各有何特点？

中医眼科将眼局部由外至内分为胞睑、两眦、白睛、黑睛和瞳神五部分，分属于脾、心、肺、肝、肾五脏，命名为肉轮、血轮、气轮、风轮、水轮，总称为五轮（图1-2）。但要强调的是，这里的中医脏腑指的是一个系统概念，而不是西医所说的器官。那么它们分别有哪些特点呢？

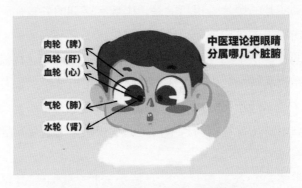

肉轮（脾）
风轮（肝）
血轮（心）
气轮（肺）
水轮（肾）

中医理论把眼睛分属哪几个脏腑

图1-2 中医理论中眼睛分属的脏腑

部位在胞睑，即"眼皮"（眼睑皮肤、皮下组织、肌肉、睑板和睑结膜），内应系统为脾胃。主要的功能是开关眼皮，保护眼珠，清除表面灰尘等作用。

部位在内外眦，即"眼角"（内、外眦皮肤、结膜、血管及泪阜、半月皱襞、泪小点、泪器等），内应系统为心和小肠。主管流泪等问题，一般不影响视力。

部位在白睛，即"白眼珠"（球结膜、球筋膜和前部巩膜），内应系统为肺和大肠。它的外层无色，里层色白，质地坚韧，具有保护眼球内部组织的作用。

部位在黑睛，即"黑眼珠"（角膜），内应系统为肝胆。角膜呈类圆形，透明无血管，光线从而进入眼内，具有保护眼内组织的作用。

部位在瞳神，即眼球壁的中层和内层及眼内容物，内应系统为肾和膀胱。由于瞳神结构复杂而精细，对视力影响较大，有些情况必须采用相关的现代仪器检查，确定病变的部位和性质，从而更好地诊治。

这种将眼睛划分为不同脏腑所属的辨证方法为五轮辨证。之所以称为"轮"，是取其圆如车轮，能灵活运动之意。眼睛作为五官之一，虽然为局部器官，但与整体，特别是脏腑有着密不可分的内在联系。通过观察眼睛的形色变化，可以诊察相应脏腑的病变，对眼科临床和内科疾病的诊断具有一定的意义。

第三节　导致眼睛生病的常见原因有哪些?

导致眼睛生病的原因有很多，总的来说归为以下几类（图1-3）。

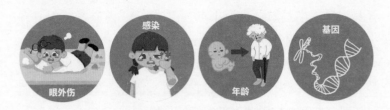

图 1-3　眼睛生病的原因

　　眼外伤，如眼挫伤，多由打击、跌撞、交通事故所引起，造成青紫肿胀、眼内出血、眶骨骨折等；眼球穿通伤多由于放鞭炮、弹弓或剪刀、玻璃等锐器直接刺伤引起，可直接造成眼内容物损伤甚至脱出；还有异物伤如铁锈、钉子等异物入眼，出现异物感、疼痛畏光；由化学溶液或气体接触眼部致伤，可分为酸性和碱性液体，此类患者多从事电焊、修理、化工及农作业。

　　感染，可由机体外环境侵入所致，或通过血管进入体内，少数可通过眼神经进入眼内，是引起眼内发病，导致炎症的重要因素。各种致病性微生物如细菌、病毒、真菌甚至一些寄生虫均可趁眼睛处于薄弱状态诱发眼病。

　　年龄，而随着年龄的增长，也有很多眼部疾病随之而来，如流泪症、老视、白内障、黄斑变性、玻璃体液化等。

　　遗传，部分眼病具有一定的遗传性，如视网膜色素变性、青光眼、高度近视等。

　　全身疾病，有很多全身疾病与眼部关系密切，其中代谢性疾病和自身免疫性疾病多见，如糖尿病、高血压、梅毒、红斑狼疮等。

此外，还有先天发育异常、环境、肿瘤、用药不当等均可引起眼睛得病。

而从中医角度而言，外与周围环境直接接触，内与五脏六腑、经络、气血密切相关。常见的有外感六淫（风、火、寒、暑、湿、燥）、疠气、七情内伤、饮食不节、劳倦、眼外伤、先天不足与衰老及其他因素。眼病主要认为是脏腑功能失调、气血精液失调、经络失调所致。

诱发眼睛生病的原因繁多，中医可统称为"邪气"。如果人本身正气旺盛，则邪气不易入侵。适当运动、加强锻炼、增强体质、节制饮食、注意休息、摆好心态都是有利于眼部健康，起到预防眼病作用。

第四节　什么是视力？如何检查视力？

视力，分远视力和近视力。视力一般在就诊前检查，且要求精准。目前国内一般选用"E"字视力表，还有形状上不同视标的英文字母，如动物图形和手型的儿童专用视力表（图1-4）。

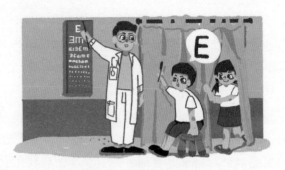

图 1-4　检查视力

如何检查视力？以远视力检查为例，方法如下：

（1）视力表置于标准灯箱或明亮照明下，距离 5 米，用遮盖板遮盖一个眼，一般先检查右眼，后检查左眼，先查裸眼视力，再查校正视力。在遮盖的时候不要使劲按压眼球，以免影响另外一只眼的检查。

（2）视力表 1.0 那行的视标与被检者眼睛的高度是平齐的，检查的时候要注意被检查者不能眯眼、偷看，不能晃动身体，不能随意乱猜。

（3）从视力表上方往下方逐渐辨认，记录到能看清的最后一行，就是被检者的视力。如果被检者视力很差，比如视力表最大的视标都看不到，逐步走近视力表，视力需要根据距离做一些计算。如果走近也看不到，可能视力极其低下，这时候需要检查指数视力、手动视力，甚至检查有没有存在光感。

表 1-1　小数视力和对数视力换算

小数记录法	0.1 0.12 0.15 0.2 0.25 0.3 0.4 0.5 0.6 0.8 1.0 1.2 1.5
5分记录法	4.0 4.1 4.2 4.3 4.4 4.5 4.6 4.7 4.8 4.9 5.0 5.1 5.2

检查近视力，目前主要用标准近视力表或 Jaeger 近视力表。在充足的光线下，将标准近视力表置于受检眼前 30 cm 处，两眼分别进行检查，由上而下，先右后左，若能辨别 1.0 以上或 J1 视标缺口方向，则该眼近视力正常；若不能辨别，可调整其距离，至看清为止，然后将视力与距离分别记录等（表 1-1）。

检查视力是就诊前重要的一步，不少患者自认为视力好，只需要检查眼睛其他问题而拒绝检查视力。就诊时了解视力情况是看眼病的重要一站，也是必做的检查。不仅可以发现潜在的眼睛问题，也对自身的眼病有一个充分的了解。平时可在家用手一眼遮盖，分别检查双眼视力，发现问题可及时到医院就诊！

第五节　如何确认自己不是色盲？

人类能看到色彩主要是光与视网膜视锥细胞内的光敏色素发生了化学反应。光敏色素主要包括红、绿、蓝三种色素，分别可感知红、绿、蓝三种颜色的光。不同比例的颜色细胞参与反应，就看到了不同颜色。在生活中不难发现有些人对颜色分辨不清，把蓝色说成绿色，甚至红绿灯辨别不清，那就是大家眼中的"色盲"。三种光敏色素如同红、绿、蓝三支画笔，如果其中某支画笔颜料不够或者完全没有，那势必有些颜色在调色板上调不出来，或者调出来的颜色不对。医学上这种情况叫作色觉障碍，包括色弱和色盲两类。色弱是某种色素比例减少，对颜色辨别能力减弱，包括红色弱、绿色弱及蓝色弱；色盲是色素比例完全缺失，对颜色完全没有辨别能力，有红色盲、绿色盲、蓝色盲，而缺失两种光敏色素称为单色视，又称全色盲。

色盲分为先天性色盲和后天继发色盲。先天性色盲具有遗传性，而男性的发病率约比女性高 5 倍。如果有近亲属是色盲患者，这个缺陷基因有一定的遗传风险。后天继发色盲往往继发于其他疾病。

如果想知道自己是不是色盲，检查的方法有哪些呢？

生活中一些简便的操作方法也能辨别出自己是否色盲，但不能分辨出是否色弱。比如：对单纯的红色、绿色和蓝色的卡纸、衣物或字体进行辨认，如不能正确识别红、绿或蓝色，则可判断为某色色盲。但色弱的检查则需要通过辨认更加精细复杂的图案才能鉴别。较为专业的检测中最广泛的是色盲本检查。它简便、价廉、易操作，自己在家中也可自行检查，可以粗略判断出色觉异常，但不能精确判断类型和程度。检查方法是在自然光线下距离 50 cm 识读，被检者读出图中的数字或图案，每个版面辨认时间不得超过 5 秒，如果发现辨色能力不正常，可参照说明书进行确定。

色盲眼中的色彩世界跟正常人是不一样的，色盲患者不宜从事交通、美术、医学、织染等行业，也不宜开车。先天性色盲是无法预防的，后天继发色盲应积极治疗原发病。

第二章

爱护好自己的眼睛，
保持良好视力

第一节 科学用眼，注意用眼卫生

生活节奏的加快伴随着科学技术的日新月异，大众对于健康越来越重视，但是不少人往往忽视了对自身眼睛的保护。目前国家在大力宣传"科学用眼，注意用眼卫生"，到底什么是用眼卫生？很多人有认识误区。有人认为是不要让眼睛受到污染导致感染，有人认为是针对青少年预防近视的保护方式。实际上，由于年龄、职业、用眼习惯等不同，让每个人都存在用眼卫生的问题，必须根据自身条件注意科学用眼，保证眼的健康。那怎样做到科学用眼，注意用眼卫生呢（图2-1）？

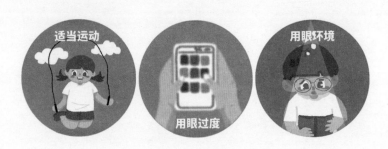

图2-1 科学用眼

一、避免用眼过度

任何机器使用过于频繁，都会产生损耗。在日常生活中，长时间地看书、阅读、使用电脑等，常常觉得眼睛干涩、视物模糊、酸胀感，甚至伴有头痛头晕，这可能就是视疲劳症状。用眼过度，是眼睛疲劳的主要原因，除了避免长时间使用手机、电脑外，建议用眼 45 ~ 50 分钟，休息10 ~ 15 分钟。

二、良好的用眼环境

尽量避免环境因素对眼部健康的影响，如环境内光线不佳，过强及过暗很容易导致视疲劳；尽量减少在移动环境中近距离用眼；避免在有较强辐射及含有刺激性气体的地方用眼；避免在眼睛不适的状态下长时间用眼等。

三、适当的户外活动

科学用眼，注意用眼卫生，除了光线适宜、正确的读写姿势、不持续用眼、注意用眼的环境外，保持适当的户外活动也很重要。许多流行病学调查均发现，近视儿童的户外活动时间明显低于非近视儿童。适当的户外活动，可以放松眼部肌肉和神经，促进血液循环，抑制近视的发生。

科学用眼，重在预防。注意健康生活方式，避免用眼疲劳，保持充足睡眠，控制好可导致眼病的危险因素，如高血压病、糖尿病等，这样才能做到用眼卫生。

第二节　平衡膳食，重视饮食营养

想要健康强壮的身体，必须摄取丰富合理的营养。眼睛组织结构比较精细，对营养的要求更高。只有良好的营养状况，才能拥有强壮的身体和一双明亮的眼睛。眼病的发生和病情演变与全身的营养状况有密切联系。有不少眼病（如夜盲症和角膜软化症等）就是因营养不良直接引起的。还有许多眼病的发生和进展也与营养物质缺乏密切相关。对大多数的眼病患者来说，如果全身营养状况良好，身体的抵抗力增强，免疫力提高，就会使病情减轻，病程缩短，加速愈合，预后良好；如果全身营养状况不良，身体的抵抗力就减弱，免疫力下降，就会使病情加重，病程长，愈合缓慢，预后不良。此外，营养物质过剩能引起肥胖病，导致高血压、高血脂、高血糖及其相关性眼病，如视网膜动脉硬化症、视网膜出血、视网膜动脉栓塞、视网膜静脉栓塞、糖尿病视网膜病变等。

保持健康首先要把好饮食这一关。同时，必须要戒掉不良的饮食习惯。中医常说的"忌口"指的就是在生病后哪些食品不能吃，这是中医药在医疗过程中十分注重的。如视网膜、玻璃体、视神经、葡萄膜等方面的眼病从中医学理论来看，属阴虚，不宜吃辛辣燥的食物和烧烤食品。还有各种急性结膜炎、眼部急性炎症者少吃葱、姜、蒜、韭菜、辣椒等刺激食物及各种酒、烟、槟榔等。如不注意，食用后旧病易复发，手术患者术后反应加重。眼病患者要忌口并不是什么东西都不能吃，若饮食过分单调，则会出现营养不良，而致眼病进一步加重，所以，在忌口同时也应该加强其他营养食物的摄入，否则会顾此失彼。

第三节　加强锻炼，多做眼保健操

眼睛虽是人体局部器官，却为人身之至宝。坚持经常锻炼身体，能增强身体素质，减少或防止全身与眼部疾病的发生。汉代医家华佗根据"流水不腐，户枢不蠹"的道理，创造了"五禽戏"健身运动，即模仿虎、鹿、熊、猿、鸟五种动物的动作来锻炼身体，促使血脉流通，关节流利，气机调畅，以增强体质，防治疾病（包括眼病）。后世不断演变的太极拳、八段锦、易筋经等多种健身方法，对增强体质，提高健康水平，预防眼病的发生有重要作用。

历代中医眼科学家都以《内经》的预防思想为指导，十分重视眼病的预防。加强锻炼，调和情志，起居有节，避感时邪。体质虚弱，是易感外邪致眼病的内在因素。眼病痊愈后，因经过了一场疾病的侵袭，多体质亏虚，气血不足。如果在病愈后不加强身体锻炼，不增强机体素质，只要稍有外邪侵袭，旧眼疾就会被诱发而复生。

眼保健操是通过按摩推拿眼周的经络穴位，达到消除眼疲劳、保护眼睛健康和预防近视的目的。2018 年教育部、国家卫生健康委员会等 8 个部门联合印发《综合防控儿童青少年近视实施方案》，方案要求坚持做眼保健操等护眼措施。中小学校要严格组织全体学生每天上下午各做 1 次眼保健操，认真执行眼保健操流程，做眼保健操之前提醒学生注意保持手部清洁卫生。

第四节　注意眼病警报信号，早发现早治疗

预防即防患于未然。中医学在总结劳动人民与疾病做斗争的经验时，认识到了疾病预防的重要性。《审视瑶函》"识病辨证详明金玉赋"中进一步提出了"目之害者起于微，睛之损者由于渐，欲无其患，防制其微"的早期治疗思想。这些至理哲言，千百年来仍然指导着临床实践。根据前人的经验和当代的实践，眼病的预防主要体现在未病先防、已病防变、病愈防复三个方面。对于眼病的预防，必须从调养身体，避、戒不良嗜好，提高正气抗邪能力和防止病邪的侵害着手。慢性眼病患者要防止病情变化，必须时刻关注自己的病情发展。疾病通过治疗暂时得以基本治愈后，还应采取一些相应的措施，以防止疾病的复发。定期去医院复查，不仅可以了解眼病痊愈后的情况，而且还能及时发现问题并及早诊治，这对防止眼病的复发具有重要意义。

　　临床上眼部病变，不少是由全身疾病引起，是全身疾病在眼部的表现。对容易导致眼病发生的各系统、各器官疾病，如结核、梅毒、动脉硬化、高血压、糖尿病、风湿性关节炎、脑血管疾病等，患者要有警惕心。当出现视力下降、视物变形、眼前黑影或闪电感、视野缺失、眼干、异物感等症状时，要及时去医院就诊，查明原因，做到早发现早治疗。

第三章

爱护好眼睑、泪器，防治干眼症

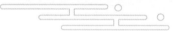

第一节　眼皮老是痒，还有皮屑是怎么回事？

眼皮老是痒，还伴有皮屑，是得了什么病？一般情况下是眼睑皮炎。眼睑皮炎是一种容易反复发生的皮肤问题，以成年人居多。那么，眼睑皮炎一般常见于哪些情况呢？

一、病毒性感染

多为单纯疱疹性病毒或带状疱疹病毒引起，当人的身体抵抗力下降，侵犯眼部所引起。除了自觉瘙痒、发热等不适，有些伴有皮肤的瘙痒、皮屑、破损或溃疡，有些患者还伴有发热等全身症状。以抗病毒治疗为主，可适当口服维生素 B。

二、细菌性感染

常见的有毛囊炎、眼睑疖肿，除了自觉痒痛外，有些还伴有疼痛，病患处有小脓疱或硬结。以局部外用消炎止痒药物为主，根据病情酌情抗生素治疗。

三、过敏性睑皮炎

一种是眼周围皮肤接触了某种物质直接诱发，如日常生活中常用的化妆品、洗涤剂、染发剂等，或者对冷空气、花粉或者某种食物过敏的具有特异性过敏体质的人易引发此病。另一种是眼睑湿疹，也是一种常见的与过敏有关的皮肤病，以婴幼儿多见，可以眼睑湿疹单独发病，也可以是面部或全身湿疹的一部分。最主要的是切断过敏原，避免再次接触，治疗以局部配合全身抗过敏治疗。

还有一种情况也可出现瘙痒和皮屑问题，那就是临床上常见的睑缘炎。它主要发生于眼睑缘，轻度发痒，在睫毛皮肤表面或根部有皮屑样的鳞片，严重的伴有脓性分泌物甚至溃疡。由于眼睑部皮肤分泌旺盛，加上轻度感染，或者睡眠不足，不注意眼卫生可诱发疾病。找出病因，去除皮屑，涂用抗生素药膏，虽然治疗时间稍长，但疗效不错。

当眼睑皮肤出现以上症状时，不要抓挠，也不要自行撕扯皮屑。注意眼部卫生，不吃辛辣刺激食物，如果有过敏史，切断过敏原，注意皮肤保湿，使用温和的清洁剂，避免劳累和感冒。

名老中医提示：胞睑皮肤红赤、刺痒，起皮、水疱或脓疱，甚至溃烂，可归于中医"风赤疮痍"范畴。本病部位在胞睑，根据五轮学说，胞睑属脾，所以认为本病主要与脾胃有关。治法以祛风清脾为主，或伴有疏风散邪，或祛风除湿，或泻火解毒。中医可用青黛膏外涂，或将地肤子、苦参、蛇床子、蒲公英煎水去药渣，其药水外洗。

第二节　什么是"麦粒肿"，如何防治？

到眼科来就诊的有些患者捂着眼睛说，"医生，我眼睛上长了个"疖子"，又痒又痛，还流脓了"。这是怎么回事呢？这通常是麦粒肿（图 3-1），一种化脓性细菌侵入眼睑腺体的急性炎症，又叫作睑腺炎，俗称"针眼"。在眼皮上有一些腺体，正常情况下可以分泌油脂润滑和湿润眼球，但是这些腺体一旦被细菌感染，就形成了麦粒肿。根据侵犯部位不同分为外麦粒肿和内麦粒肿，主要由金黄色葡萄球菌感染所致。

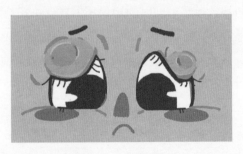

图 3-1　"麦粒肿"

眼睛的主要表现为患处红、肿、热、痛等急性炎症表现，有些还能摸到同侧的淋巴结肿大和压痛。外麦粒肿主要位于睑缘皮肤面，早期可见较弥散的红肿，可触及明显压痛的结节。内麦粒肿的炎症硬结局限于睑板腺内，眼睑红肿较为局限，可触及硬结并有压痛。炎症反应 2 ～ 3 天后可形成黄色脓点，破溃后炎症可明显减轻。如果致病菌毒力较强，炎症可扩散到整个眼睑引起眶蜂窝织炎，形成眼睑脓肿，炎症向同侧面部扩散，造成眼睑肿胀严重，出现颅内感染、脓毒血症等严重后果。

那么得了麦粒肿如何防治呢？

早期可每日热敷 2 ～ 3 次，每次 10 ～ 15 分钟，同时滴用抗生素滴眼液或抗生素眼膏，病情严重需口服甚至全身应用抗生素。脓肿尚未形成不宜切开，更不能挤压排脓，以防炎症扩散导致眼眶蜂窝织炎、颅内感染，甚至脓毒血症等严重并发症；脓肿一旦形成则切开排脓，如果脓肿较大，可放置引流条。但有时麦粒肿不会自然破溃消退，肿胀消退后形成一个小包，不疼不痒，这时，脓肿被局限，就需要手术清除。

　　名老中医提示：中医称胞睑边缘生疗，形如麦粒，红肿痒痛的眼病为针眼。本病与气候、季节无关，可单眼或双眼发病。一般认为是风热邪毒、热毒炽盛、脾气虚弱所致。治疗以消肿止痛为主，辅以疏风清热或清热解毒，促其消散；针眼屡发，则以健脾益气、散结消滞为主。未成脓者内外兼治，可配合如意金黄散外敷，针刺、放血疗法；而已成脓者以切开排脓为主，再辅以其他治疗。平时注意眼部卫生，不要偏嗜辛辣、肥甘及海腥之品，多食蔬菜水果。

第三节　睑板腺囊肿是肿瘤吗？要不要手术？

睑板腺囊肿当然不是肿瘤，它是睑板腺管阻塞，分泌脂质蓄积并突出睑板层，引起的无菌性慢性肉芽肿性炎症，又叫作霰粒肿。

各种原因引起的睑板腺开口的阻塞或睑板腺分泌旺盛均可导致睑板腺囊肿。如慢性炎症刺激，维生素 A 缺乏，偏食，营养过剩等均可诱发。儿童及青少年多见。

睑板腺囊肿可发生于上、下睑或双眼同时发生单个或多个，病情进展缓慢。它表现为可触及的眼睑皮下圆形肿块，小至芝麻，大至黄豆，不痛不痒，较大时可致皮肤隆起，结膜面呈暗红色，溃破后可形成肉芽肿。如果结膜面的睑板腺囊肿经久不治而继续发展，里面肉芽肿会向眼睑的皮肤面发展，形成肉眼可见的红色肿物，并可发生破溃，并伴有疼痛。

那么它到底要不要手术呢？小而无症状的睑板腺囊肿无须治疗可自行吸收，稍大者囊肿可通过早期的热敷等方法部分可自行吸收。而不能消退的睑板腺囊肿常常需要通过手术切除。一般在局部麻醉下，于结膜面做一个小的切口，将囊腔中的坏死变性组织刮出即可，创伤小，术后眼睑不遗留瘢痕。而突出皮肤面的霰粒肿手术相对复杂，需要从皮肤面行切口，彻底清除肿块及坏死组织，术后可能遗留瘢痕甚至眼睑畸形。肿块范围较大者还可能发生眼睑部分缺损并影响外观。如果为老年人或者复发型的睑板腺囊肿，须取切除物做病理检查以排除肿瘤。一旦发现囊肿经久不消应及时前往医院就诊，切忌自行挑破。

霰粒肿重在早期预防。在注意勤洗脸保持眼睑尤其是睑缘清洁的同时，也要注意孩子饮食需清淡，多吃蔬菜水果，多喝水，尽量少吃甜食，少吃油腻的食物，保持大便通畅。

　　名老中医提示：中医将胞睑内生痰核，触之不硬，皮色如常的眼病称为胞生痰核。多由恣食炙煿厚味，脾失健运，上阻胞睑脉络而成。中医多认为痰湿阻结，以化痰散结为主。小儿要注意调理脾胃。

第四节　为什么会有倒睫毛呢?

如果眼部没有了睫毛，可以想象人们的眼睛该有多难看。不只是难看，没有睫毛或者睫毛出现异常都会引起许多眼病，其中最常见的问题就是睫毛倒长（图3-2）。

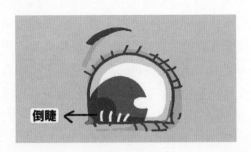

图 3-2　倒睫

　　倒睫的原因有很多，主要是与眼睑结构有关，这也是为什么倒睫会在儿童与老年人中多发。老年人由于眼睑经常存在炎症，可能会引起眼睑向内翻，因此也经常出现倒睫。当然有些人可能并没有眼睑内翻，但就是反复长几根倒睫。在亚洲人中，大多有内眦赘皮，当儿童的鼻梁还没发育好的时候，就很容易出现下眼睑内翻，这时候很可能就会出现倒睫，尤其是在下睑内侧靠鼻子的地方。

　　如果出现了睫毛倒长的问题，眼睛就会很不舒服。通常来说，上眼睑的睫毛都是向前向上生长的，相对会远离眼球表面。睫毛除了美化眼睛，还能起到遮光和挡灰的作用。睫毛向内生长，摩擦到眼表，可能引起结膜炎，眼部出现异物感、流泪，还可能伴有分泌物等症状。如果一直刮着角膜，会引起角膜上皮的划伤，严重的话还会引起角膜炎、角膜溃疡、角膜白斑等，最终对视力产生影响。倒睫患者常有疼痛、眼红、流泪、怕光、持续性异物感，以及眼睛分泌物增多。儿童多不愿意抬头，怕光不愿意配合手电或者裂隙灯检查。

倒睫的发生与眼睑内翻有关，因此对眼睑内翻患者要进行积极的治疗，如果是成排的倒睫，可以考虑手术治疗。

> 名老中医提示：倒睫和眼睑内翻属中医"倒睫拳毛"范畴。本病多因脾虚气弱或肝血不足，风邪乘虚而入，眼睑筋脉或肌肉失养、紧缩所致；多发于胞睑或白睛疾病失治误治之后，亦可见于年老体弱或先天禀赋不足者。本病应积极治疗原发病，以手术治疗为主，配合抗生素滴眼液点眼。对于痉挛性眼睑内翻行中医针灸治疗收效良好。

第五节　眼皮睁不开就是上睑下垂吗？

为什么有人总感觉"眼睛睁不开"？跟眼睛小没关系！眼睛小和上睑下垂是不一样的。上睑下垂是指人在站立时睁眼平视前方且不抬眉时，上眼皮的边缘低于正常水平，过多地遮盖了黑眼球。常见的是单侧出现，但也可能双侧出现。中、重度上睑下垂会部分或全部遮盖患者的瞳孔，影响视觉功能，还会影响儿童视力发育，形成弱视。而单纯的眼睛小，它不会影响视力发育、不会遮挡视野，所以也就不会造成上面提到的症状。

眼周分布了很多控制睁眼、闭眼及眼睛活动的肌肉。当眼睛闭起来的时候，是"眼轮匝肌"在收缩，而提上睑肌舒松。但如果想要睁开眼睛，就需要"提上睑肌"收缩，像拉窗帘一样，把上眼皮拉起来。如果"提上睑肌"这个肌肉出了问题，拉不动眼皮的时候，眼睛就只能半眯着。当然还有一种情况，也会让提上睑肌拉不动眼皮，就是眼皮太重了。至于为什么重，有可能是眼睑病变、手术瘢痕、眼睑肿瘤等各种原因。

一般来说，先天性的、重度的上睑下垂，因为可能会影响孩子的视力发育，所以一般都建议尽早手术。具体的手术方法有很多种，如果发现自己有相应问题，可以去医院检查，医生会量身定制最适合的手术方案。

眼睛睁不开，有可能是重症肌无力吗？重症肌无力的主要表现就是骨骼肌无力和易疲劳。这种无力有个很大的特点，呈波动性，如"晨轻暮重"，最常见于眼睑下垂的患者，早上起来眼睛睁得大，或者几乎正常，越到下午晚上眼睛越来越小。另外，劳累后加重，休息后减轻，比如睁大眼睛向上看，看一会儿眼睛就越来越小，闭上眼睛休息一会儿眼睛又能睁大。另外，交替性眼睑下垂也是一大特征，例如有的患者先是一只眼睛眼睑下垂，未经治疗过些日子自行缓解，一段时间以后再次出现同侧眼或对侧眼眼睑下垂。严重者出现视物成双，眼球活动障碍。还常有另外一类眼睛睁不开的患者，需要与重症肌无力的眼肌症状相鉴别。这些患者表现为双眼睁不开，经常是皱着眉头，眼睛往一块儿挤，使劲儿挑着眉毛想睁开眼，可是越着急越睁不开，上下眼睑就像被胶水粘在一起一样，这时候打个哈欠，或者用手轻轻扒一下眼皮就睁开，这种情况很有可能是梅杰综合征。还有的是单侧眼睑痉挛，眼皮跳或者下眼睑局部肌肉抽动，时间长了也觉得眼睛变小了。很多患者受心情影响，情绪好症状轻，着急生气就加重。这两类情况都不是重症肌无力，不符合眼睑下垂、疲劳加重、休息缓解的特点，而是肌张力障碍，需要去医院相关专科就诊。

名老中医提示：本病属于中医"上胞下垂"范畴，本病可因先天禀赋不足，眼肌发育不全，胞睑乏力所致；亦可因后天脾虚气弱，清阳之气不升，无力抬举胞睑；或脾失健运，聚湿生痰，风痰阻络，胞睑经脉迟缓引发。先天者，为避免引起视功能障碍应及早手术，以免造成弱视；后天者，应先以病因或药物治疗为主，无效再考虑手术。亦可运用针灸治疗，平时避免过劳，注意休息和饮食调养。

第六节　为什么老年人会经常眼泪汪汪？

在医院的眼科门诊，经常看到一些老年人眼泪汪汪地来看病，看病的时候一直不停地擦拭眼泪，是因悲痛而流泪吗？其实不是，很可能是得了一种叫"流泪症"的病。为什么老年人容易患流泪症呢？是疾病的前兆？还是衰老的表现？现在就来和大家谈谈老年人经常流泪的原因。

人的眼泪是由专门分泌泪液的器官——泪腺产生，分泌的泪液在眼球表面覆盖形成一层泪膜，能够起到润滑、保护眼睛的作用。人眼的内眼角边缘处有上下两个小孔，称为泪小点，眼泪是通过泪小点流入泪道，最后排到鼻腔里。随着不断眨眼，眼睑肌肉收缩、舒张，泪水不断地被"挤"入泪道。若泪点位置异常、泪道狭窄或因疾病阻塞，泪腺发生病变，泪道排泄功能不全等，都会导致眼睛泪水分泌增加。

老年人流泪多与功能性或器质性泪道阻塞有关，在刮风或寒冷气候时症状加重。在日常生活中，经常看到有的老年人因为长期流泪擦拭双眼，已造成眼睑皮肤红肿甚至糜烂；有的老年人自行购买各种眼药水，包括各种激素类眼药水，然而效果并不理想，甚至出现激素性青光眼；有的老年人四处就医，担心自己的眼睛会因此失明，惶恐不安。其实临床资料显示，90% 的老年人流泪属于功能性异常。这些老年人的泪道很通畅，眼部也没有明显病变，之所以"老泪纵横"，主要是因为眼皮松弛，肌肉发生退行性改变所致。

老年人该如何正确对待和处理流泪问题呢？

首先要正确认识流泪问题。应尽早去医院就诊，排除流泪是否由眼部疾病引起，包括泪道阻塞、炎症、泪腺疾病、睫毛倒长等。若确有眼部病变，应到眼科行专科治疗。

如果眼部检查未发现明显异常改变，那么很有可能是功能减退所致。对于腿脚不便的老年人，应及时擦拭排除泪

水，以免因泪水导致视线模糊而发生危险。同时，老年人眼
睑松弛，若用力向下擦拭泪水，可导致眼睑外翻，加重流泪
症状。正确的方法应是向鼻侧擦拭或在外眼角轻轻吸干。饮
食宜清淡。少食辛辣刺激性食物，避免接触刺激性物品，寒
冷和风沙天应减少户外活动。避免乱用眼药水，特别是激素
类眼药水，不仅会导致眼部干涩不适，还会提高青光眼和白
内障的发生率，结膜松弛的老年朋友可采用局部按摩和湿毛
巾热敷，以减轻症状。

名老中医提示：中医称泪液不循常道而溢出睑弦的
眼病为流泪症。多见于冬季和春季，可单眼或双眼患
病，常见于病后体弱的妇女、老年人。一般认为是肝血
不足、脾气亏虚、肝肾两虚所致。治疗以补虚为主，或
补养肝血，或益气养血，或补益肝肾，泪道畅通或通而
不畅，可药物配合针灸治疗；若泪道不通者，可行手术
治疗。平时可常吃胡萝卜等富含维生素 A 的新鲜蔬菜和
水果，也可常饮决明子、枸杞茶。

第七节　刚刚出生的宝宝，怎么老是眼屎很多？

很多父母发现刚出生没多久的宝宝很多眼屎，有的甚
至黏住眼睛导致宝宝睁不开眼。新生宝宝的肠胃处于发育阶
段，消化功能尚未健全，过剩的营养物质难以消化后会造成

积食，形成"内火"。所以，眼屎多也是宝宝上火的典型症状之一。比如吃母乳的宝宝，如果妈妈饮食辛辣油腻，或者妈妈上火，就会导致孩子也上火。一般来说，常喝配方奶粉的宝宝容易上火，还有不爱喝水，不吃水果和蔬菜的宝宝。当然，上火的宝宝除了眼屎多外，还伴有大便干燥、舌苔厚等症状。

当宝宝不仅眼屎多，同时还伴有眼睛刺痒、发红的症状，那就要去医院检查，看是否得了眼科疾病。如果孩子突然有很多眼屎，且为黄色，同时还伴有眼充血、发红，则可能是由于细菌感染，细菌性结膜炎以淋球菌、金黄色葡萄球菌、链球菌、大肠杆菌多见。淋球菌感染来源可在胎儿经阴道娩出时传播，也可能由于父母污染的手或毛巾等接触了宝宝造成。细菌感染发病快，结膜充血水肿，分泌物呈脓性，严重时可导致孩子睁眼困难，炎症可累及角膜，甚至形成溃疡而穿孔。

婴儿鼻泪管较短，开口部的瓣膜发育不全，使眼泪无法顺利排出，导致眼屎累积。婴幼儿鼻泪管堵塞绝大多数是先天性的，如何治疗取决于孩子的年龄。约90%的患儿在出生后6周内自然缓解或痊愈。如果宝宝6个月之后鼻泪管还是堵塞，那么就要考虑进行手术疏通。泪囊若有继发感染，可出现黏脓性分泌物，形成新生儿泪囊炎。

在发现孩子眼屎过多时，家长要如何应对呢？

不要用手或不洁的毛巾等给孩子擦拭眼睛，不要让宝宝与别人混用脸盆、毛巾等洗浴物品，以防引起交叉感染。可用消毒纱布或棉签蘸上无菌生理盐水清洗眼周。遵照医嘱采用抗生素滴眼液点眼，炎症期忌行泪道冲洗或泪道探通，以免导致感染扩散。

名老中医提示：本病主要因心脾积热，热毒内蕴，上扰眼窍。忌食辛辣刺激之品，应及时滴抗生素滴眼液，早期局部湿热敷，配合中药清热解毒，针对病因彻底治疗。

第八节　怎样区分急性泪囊炎和麦粒肿?

急性泪囊炎是一种泪囊及其周围组织的急性化脓性炎症。由于鼻泪管被堵塞，泪囊里面的泪液不能排出，潴留的泪液成了细菌生长、繁殖的场所，形成慢性泪囊炎。有些慢性泪囊炎炎症可向周围扩散，急性发作，成为急性泪囊炎。有时由于泪囊遭到外伤，或在泪道探通中造成假道，或在泪囊手术后细菌感染，也可形成急性泪囊炎。

急性泪囊炎时，局部皮肤红肿、疼痛、压痛明显，炎症可扩散到颊部、鼻梁和眼睑等处。当扩散到眼睑时，会被误认为是麦粒肿。其实麦粒肿是眼睑上的疖子，它是长在眼皮上的，常叫作"针眼""偷针眼"。麦粒肿是由眼睑的睑板腺或毛囊及其附属腺体感染引起的。麦粒肿初起时又红又痛，三五天后可化脓，待脓排出后，红肿消退，胀痛缓解，再过几天就可痊愈。可见急性泪囊炎与麦粒肿的发病部位是不一样的，压痛部位不同，而且症状也不完全相同。

急性泪囊炎在数日后也会形成一个脓腔，破溃排脓后炎症迅速消退，但常在泪囊前留下一瘘管，且多数久治不愈，这一点也与麦粒肿不同。急性泪囊炎早期症状与麦粒肿相似，但它们的起病原因不同，发病部位不同，预后也不同。因此，只要细心检查是不难鉴别的。

急性泪囊炎需要局部及全身应用抗生素。若有脓肿形成可从皮肤面切开引流，放置橡皮引流条，同时行细菌培养和药敏试验；待急性炎症完全消退后，行泪囊鼻腔吻合手术。

得了麦粒肿首先要去医院确诊，排外其他眼部疾病。如果明确是麦粒肿，可以用抗生素滴眼液点眼，若加重，可能需要口服抗生素。有些患者用药也控制不住，则需要做手术。

名老中医提示：急性泪囊炎中医称为"漏睛疮"，主要因心经蕴热，热毒内蕴，风热搏结所致。未成脓时以消散为主，已成脓者切开排脓。睑腺炎（麦粒肿）中医称为"针眼"范畴，发病原因主要因风热之邪客于胞睑，滞留局部脉络，气血不畅，发为本病。未成脓者内外兼治，促其消散，已成脓者切开排脓。两种疾病都建议配合中药口服治疗，饮食上以清淡为主，注意眼部局部卫生。

第九节 泪囊炎必须要手术治疗吗，有哪些手术方式？

慢性泪囊炎是最常见的泪囊病，女性较男性多发，主要表现为流泪、视物模糊，手指挤压内眼角的泪囊区会有黏液或脓液流出，通常需要进行泪道冲洗检查来明确。炎症、鼻中隔偏曲、鼻息肉、鼻炎等鼻部病变，泪道外伤和骨折等因素引起鼻泪管的阻塞或狭窄，导致泪液不能排出，长期滞留在泪囊内，继而泪液中的细菌在此滋生，刺激泪囊壁，产生黏液性或脓性分泌物。慢性泪囊炎是眼部的感染性疾病，由于常有脓性分泌物，使眼睛长期处于带菌状态。如果发生眼外伤或接受如白内障等眼部手术治疗，容易引起眼内感染，所以一旦发现慢性泪囊炎，建议及时治疗（图3-3）。

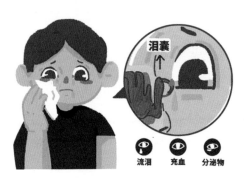

图 3-3 泪囊炎

手术治疗是大部分泪囊炎患者改善症状、提高生活质量的唯一和最终选择，其原理就是摒弃自身原有阻塞的鼻泪管，改由中鼻道出口、打开积脓的泪囊。主要有两种手术方式：经面部切口行泪囊鼻腔吻合术和鼻内镜下泪囊鼻腔吻合术。对于一些高龄患者，可直接进行泪囊摘除手术，但术后泪溢症状仍然存在。具体选用哪一种手术方式，需要医生通过检查，结合个体情况综合考虑选择合适的手术方式。

名老中医提示：慢性泪囊炎中医称为"漏睛"，局部炎症、感染、泪道阻塞均可引起慢性泪囊炎。生活方面，注意眼部卫生，及时治疗炎症或感染、疏通泪道等可以预防慢性泪囊炎。建议漏睛患者清淡饮食，忌辛辣刺激食物。

第十节 经常"熬夜"的上班族得了干眼症怎么办？

经常熬夜加班，作息颠倒，导致眼睛干涩、酸胀、刺痛？千万别以为这是小问题，休息一下就好了，这些症状可能是干眼症的信号！随着生活节奏的不断加快，社会信息化程度越来越高，人们的用眼习惯有所改变，干眼症的发病率也越来越高，是目前临床上最常见的眼表疾病之一。

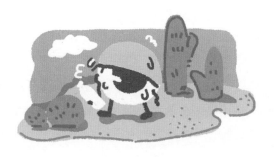

图 3-4 "干眼"

目前临床上将干眼症主要分为两类：一类是泪液生成不足型，指泪液分泌不足导致干眼症；另一类是蒸发过强型，指泪液分泌正常但蒸发过快导致干眼症。这两种类型有时不能完全区分，经常交叉存在。常见的症状是眼部干涩和异物感，其他症状有烧灼感、痒感、畏光、红痛、视物模糊、易疲劳、有时伴有黏丝状分泌物等。眼科检查有时能发现角膜表面存在干燥斑、角膜上皮点状脱落等，单纯的眼睛干涩可能是由于视疲劳、结膜炎的表现，常没有眼部改变。干眼病因非常多，常见的病因包括自身免疫性疾病、性激素水平降低、环境因素等。无论是全身疾病还是环境因素引起的干眼，都只有去除病因才能根治。所以出现干眼的症状时，不主张自己买眼药水解决问题。最好到医院检查眼睛的泪膜、泪液分泌量、睑板腺功能等，确定干眼的程度，并针对病因治疗。

得了"干眼"（图 3-4），平时生活需注意什么呢？首先，要明确是以哪一类型为主，以便采取针对性措施。应尽量避免长时间使用电脑，少接触空调及烟尘环境等诱因。对于有睑板腺功能障碍的油性皮肤及老年患者，眼睑的物理清洁非常重要，可以热敷后轻轻按摩排出分泌物，或者用药液清洗局部眼睑。使用电脑 1 ~ 2 小时后，休息 10 ~ 15 分钟，一定要养成多眨眼的习惯，切勿因过于专注而"忘记眨眼"。可以在书桌上放上加湿器，减轻空气的干燥。养成良好的生活习惯，尽量保持充足的睡眠，减少熬夜。应多吃富含维生素 A、维生素 C 的食物。

　　名老中医提示：干眼症为临床常见的眼科疾病之一，中医将其归纳为"神水将枯""白涩症""干涩昏花"等范畴。多因肺阴不足，目失濡润。饮食不节，或嗜烟酒，或偏好辛辣之品，致使脾胃蕴积湿热，气机不畅，目窍失养。或因肝肾不足，阴血亏损等引起。可以选择薄荷、桑叶等具有润目功效的中药，煎汤去渣后过滤进行熏洗，可以达到润眼明目的作用。

第十一节　眼睛又干又涩，能不能用"网红"眼药水？

　　很多人都会在眼干的时候选择滴眼药水，治疗干眼症的眼药水种类繁多，因人而异，切不可盲目自行购买眼药水，尤其是"网红"眼药水。很多"网红"眼药水含有禁忌成分，包括激素、血管收缩剂、抗生素、防腐剂、缩瞳剂等。这些物质对眼睛的伤害很大，长期使用可能造成青光眼、白内障，甚至致盲。

治疗干眼症经常使用的一类眼药水就是人工泪液。顾名思义，它是一类模仿人体自然泪液成分而人工合成的一种替代液体，成分相对简单，主要功能是滋润眼表，缓解干眼症状。多数患者在使用人工泪液后，症状均可得到一定程度的缓解，但要知道人工泪液并非万能，如果是由其他眼部疾病引起的症状，单靠人工泪液显然无法达到治疗的目的，这就需要尽早就医进一步明确病因，以免延误病情。

第二类就是抗生素类眼药水，也就是人们平常所说的"消炎眼药水"。可用于多种细菌感染导致的眼部炎症，疗效较好。因此，受到众多眼病患者的青睐。抗生素类眼药水主要的用途是治疗感染性的眼部疾病。对于抗生素眼药水的使用，要非常谨慎。长期滥用抗生素类眼药水，会造成眼表菌群失调，产生耐药性。

第三类就是激素类眼药水，这类眼药水都含有一定浓度的激素，通常用于比较重的眼部炎症反应、过敏性反应及眼科手术后用药等。此类眼药水最大的特点就是抗炎作用强，见效快。可用于各种急慢性结膜炎、泪囊炎、眼睑炎症及葡萄膜炎等的治疗。但长期使用激素类眼药水可能导致激素性青光眼、激素性白内障。同时破坏眼表正常的免疫功能，造成继发性感染，加重原有的病情，影响角膜上皮的正常修复等。因此，这类眼药水在使用过程中，必须严格按照眼科医生的指导用药，并定期监测眼压，在病情得到有效控制后及时逐步减量直至停用。切勿擅自使用，更不可滥用，以免造成不良后果。

第四类就是非甾体类抗炎滴眼液，这类眼药水主要通过抑制前列腺素的生物合成而发挥抗炎的作用。它们主要用于无菌性炎症的治疗，如眼睑炎症、巩膜炎、角结膜炎、葡萄膜炎及眼科围手术期用药等，还具有一定的镇痛作用。

前些年风靡全国的国外"网红"眼药水，很多人这样描述它的效果：滴完之后很清凉，红血丝瞬间就没了，眼疲劳感也烟消云散，眼睛特别的明亮。为什么这类眼药水会有这么神奇的效果？多年前，有学者按照其包装和说明，逐一分析了其所含的成分，并解释为何会产生清凉舒适、缓解眼部干涩疲劳等效果。这类眼药水大概包含以下几种成分：（1）甲基硫酸新斯的明：这是一种抗胆碱药，用在眼药水里可收缩眼睛的睫状肌，并使瞳孔缩小。长时间使用，会造成睫状肌功能异常，眼睛会变得更加疲劳。（2）盐酸四氢唑啉：属于肾上腺素类药物。它具有收缩血管的作用，通过收缩结膜的微血管来达到消除红血丝的目的。长期频繁使用会导致眼白的血管变得粗大。此外，这种成分还有轻度扩瞳作用，对于一些浅前房的患者来说有导致急性闭角型青光眼发作的潜在风险。（3）氯苯那敏：属于抗组胺类抗过敏药，是感冒药中的常见成分。这就能解释为何滴完之后眼睛就不痒了。但是，对于没有眼部过敏症状的人来说，完全没有必要用这种成分，用多了反而对眼睛不好。

从以上诸多的成分可以看得出来，此类眼药水设计理念的初衷就是想打造一款万能型眼药水，主要针对眼部充血、干涩、发痒、疲劳等常见不适症状，因而迅速流行起来。但是，这类眼药水长期频繁使用对眼睛的危害不容小觑。

名老中医提示：干眼症的治疗方法各异，需针对病因，辨病辨证治疗，切不可盲目购买"网红"眼药水，以免造成不良后果。平时可以服用菊花、枸杞、决明子等滋阴明目中药代茶饮，加强锻炼，注意休息，防止过度用眼，配合热敷、按摩、中药熏洗等方法护眼治疗。

第十二节　治疗干眼症的药物该如何选择？

如果被医生检查出了干眼症，就要及时治疗。治疗干眼症的方法有很多，市场上药物琳琅满目，到底该怎么选择呢？在这之前，先来了解一下干眼症的产生原理。泪液由外至内分为脂质层、水液层、黏蛋白层，借由眨眼的动作均匀分布于眼球，这三层若其中一项分泌异常，就会产生干眼症。目前临床上将干眼症主要分为泪液生成不足型和蒸发过强型两类。许多干眼患者可能是水样液缺乏和蒸发过强两种因素并存。干眼症是慢性疾病，多需长期治疗，要树立坚持治疗的信心。泪膜不稳定者，应首先寻找内因并进行治疗，其次，泪液涂布的异常与眼睑的解剖结构和运动及眼表是否光滑等也有关，故应予以相应的治疗。若是因为眼睑的暴露导致泪液过度蒸发型干眼症，应根据病情把握眼睑重建的手术时机，进行眼睑重建。

目前，对于干眼症的治疗，理论上来说自体血清是最佳局部用药，但不易获取，难于保存。滴用人工泪液是最常用的方法，如玻璃酸钠滴眼液、聚乙烯醇滴眼液、复方右旋糖酐滴眼液等，最好选择不含防腐剂的人工泪液，但这类滴眼液价格较高。亦可用固体明胶棒、硅栓等小栓塞阻塞泪小点，使分泌量已经很少的泪液不再由泪小点排走。也可用药物刺激泪液的分泌，如毛果芸香碱、新斯的明、肾上腺素、麻黄素、必嗽平等。

许多全身用药可以减少泪液分泌，加重干眼症状，如降血压药（普萘洛尔、利血平）、抗抑郁药及抗精神病药、抗心律失常药、阿托品类似物、抗组胺药、麻醉药等。部分干眼症患者同时患有青光眼，而抗青光眼药物会降低结膜杯状细胞的密度，局部应用这些药物后角膜的敏感性会降低。口服药物如乙酰唑胺会降低泪液产生，因此上述药物在干眼症患者中使用要格外慎重。

名老中医提示：干眼症是临床常见的眼科疾病。针刺或穴位刺激，以经络系统为桥梁，可以改善眼周血液循环及眼部营养状况，增加泪液分泌，缓解干眼症状，还可以将中药通过超声雾化、熏蒸、离子导入等方式，直接作用于眼局部，能更快地提高血液循环和眼部的分泌功能，提高疗效。

第十三节　螨虫也可以引起眼睛干涩不适吗？

现代人生活节奏加快，过度用眼，当眼睛感到干涩，甚至酸胀痛痒，可能已经患上了干眼症而不自知。干眼症到底有多常见呢？中国平均每五个人中可能就有一个干眼症患者。而更令人感到害怕的是，很多干眼症竟然是螨虫作祟！

蠕形螨是一种寄生虫，身体细长，乳白色，半透明，喜欢寄生在人的毛囊和皮脂腺内，破坏眼表微环境。日常生活中螨虫多达以百万为计数单位，散布在床垫、沙发等处，还有毛巾、皮肤、宠物毛发等，是无法避免接触的病源之一。

由于大部分的螨虫都是寄生在眼睛的睫毛部位，会造成该部位出现瘙痒的现象，情况严重的还会造成睫毛大量脱落。螨虫长时间的感染会造成眼睛组织出现炎性病变，特别是角膜炎、睑缘炎或者结膜炎，同时眼睛出现干涩、充血，分泌大量的分泌物，眼皮水肿，以及红肿。

干眼症特别是螨虫型干眼症的治疗，需要耐心与坚持。

首先需要做热敷及睑缘深度清洁，溶化睑脂，打开毛囊口，改善睑缘环境。然后可以行睑板腺按摩，疏通堵塞的睑板腺管，挤出异常睑脂，促进正常睑脂的流出。还有药物治疗，螨虫体表有大量细菌，如果螨虫感染并发睑腺炎（麦粒肿），需要联合抗细菌眼膏和滴眼液点眼，还可以使用人工泪液来缓解眼部症状，而且需要定期复查监控睑缘健康情况，以防螨虫"卷土重来"。

蠕形螨感染人群不分年龄、人种，如果你属于以下人群之一，尤其要注意：睑缘炎患者；痤疮、酒渣鼻患者；倒睫、睫毛乱生人群；油性肤质、长期化妆和不注意面部清洁的人群；中老年人；长期盯着电脑、过度看电视和玩手机，以及熬夜喝酒等有不良生活习惯的人。由于疲劳、身体的抵抗力下降等原因，蠕形螨就会过度增殖，寄居数量过多，引起蠕形螨性睑缘炎等病理改变。

名老中医提示：平时要注意个人卫生，定期给毛巾等物品高温消毒除菌，注意时常通风，每次和宠物接触后，不要用手接触眼睛和面部，记得及时洗手。对于久治不愈的干眼症、结膜炎、角膜炎，甚至一些儿童青少年反复发作麦粒肿、霰粒肿，务必排除一下眼部是否感染蠕形螨。

第十四节 如何给眼睛做 SPA？

最美好的事情莫过于吹着空调，躺着刷手机、玩电脑。殊不知，眼睛干涩、酸胀、疼痛，异物感、迎风流泪等症状已经悄然找上了你。这时候需要给你的眼睛放松放松，做个深度 SPA。只听过给身体做 SPA，怎么给眼睛做 SPA 呢？通过眼部热敷、针刺穴位、按摩、中药离子导入等方法，给眼睛做"SPA"，可疏通经络气血，改善脏腑功能，柔肝养血濡目，使经脉气血通达。

从以下几个方面着手，首先要适当放松眼睛，建议每工作或学习 1 个小时进行适当休息，眺望远处，放松眼睛或者闭目养神。可以勤眨眼，保持眼部湿润。可以用热毛巾热敷，眼睑热敷可以增强睑脂流动性，软化睑缘皮肤，帮助睑板腺开口扩张，帮助溶化排出积存的脂质，提高泪膜稳定性。眼睑热敷温度维持在 40 ℃左右为宜，一般持续 10 分钟以上。按摩时，手法应注意：按摩上眼睑时，则眼睛向下看，用食指的一侧从眼睑上面向下滑动至睫毛，下眼睑反之。使用揉、点、按、提、推、刮、捏等中医手法按摩，选常用的眼部要穴如攒竹、丝竹空、晴明、鱼腰、瞳子髎、承泣、四白等。在室内尤其是空调房内使用空气加湿器，增加空气湿度，缓解眼干等不适感，还可以使用养护眼睛的蒸汽眼罩等。

其次是使用中药电离子导入联合针刺治疗。中药电离子导入可以刺激眼睛周边穴位、提高局部温度、定向导入药物。在常温下脂质呈液态，其熔点在 19.5 ~ 32.9 ℃，中药电离子导入仪在使用过程中会对眼周皮肤进行加热，适当升高眼睑局部温度，进一步提高脂质流动性，促进腺体分泌物排出，有利于脂质的清除与分布，而且电离子导入通过直流电的电解、电渗作用会在病变周围形成离子堆，从而能够保持较高的药物浓度，延长药物在眼周的作用时间，进一步提高治疗效果。另外，电离子导入还可以刺激眼周穴位，舒经活络，加强组织代谢，促进排除代谢物。同时，在中药电离子导入的基础上加用针刺治疗，可取睛明、攒竹、四白、丝竹空、太阳、足三里、合谷、三阴交、太冲等穴。针刺眼周局部穴位可以调节局部经气，改善眼周血液供应。远端针刺可以达到通调脏腑、疏通经络、养血明目之目的。

名老中医提示：中医学认为干眼症病机为肝肾不足，津液亏虚，目窍失养。泪为肝液，多由于肝肾阴虚，虚火上炎致津液亏损或郁热化火而上攻于目，灼津耗液所致泪液减少。因此，临床上应以滋补肝肾、养阴清热为治疗原则。平时可服用枸杞、菊花、决明子等养肝滋阴明目之品。

第四章

爱护好结膜、角膜、巩膜、葡萄膜

第一节 眼睛又红又肿，眼屎很多，是得了"红眼病"吗？

记得小时候，家长总是叮嘱我们，你们班的小朋友眼睛又红又肿，还有眼屎，估计是得了红眼病，千万不要和他对视，要不然你也会被传染的？那么"红眼病"到底是一种怎样的疾病呢？

其实"红眼病"只是俗称，医学上称为急性或亚急性细菌性结膜炎（图 4-1），是眼科常见的传染性疾病，该病全年均可发生，以春夏季节多见。发病急，潜伏期 1～3 天，两眼同时或相隔 1～2 天发病。发病 3～4 天时病情达到高潮，以后逐渐减轻，病程多小于 3 周。

通过接触患者用过的毛巾、洗脸用具、水龙头、门把手、游泳池的水、公用的玩具等可造成传染。因此，该病常在幼儿园、学校、工厂等人群较为聚集的地方传播，可造成暴发流行。细菌性结膜炎和病毒性结膜炎的表现有差异。虽然两者都有眼睛发红、痒痛、流泪、分泌物多等共同症状，但也有一些不同表现。一般来说，细菌性结膜炎的分泌物是黄色黏稠的，而病毒性结膜炎的分泌物多为白色水样，较稀薄。病毒性结膜炎一般全身症状比较严重，可伴有全身发热、耳前淋巴结肿大和疼痛等全身不适。而侵犯到角膜的则以病毒性结膜炎为多见，若侵犯角膜严重，则畏光、流泪症状重，视力也会受到较大影响。

但眼睛红，并不一定就是得了"红眼病"，有很多疾病都会表现为眼睛红、肿、眼屎多。比如说新生儿泪囊炎，一般多见于新生儿或出生几个月的婴儿，是由于出生时鼻泪管下端出口被胚胎时期的残膜封闭堵塞了泪道，平时正常分泌的眼泪无法流到鼻腔，形成泪流不止的现象，一旦感染，积聚于泪囊的泪水就变成了脓液，按压泪囊区有大量脓性分泌物，形成新生儿泪囊炎，看起来"眼泪汪汪"，还伴有大量眼屎。治疗上可行泪道探通术。儿童比较常见的睑腺炎，也就是常说的"麦粒肿"，是一种比较常出现眼红肿的眼病。睑腺炎分为外睑腺炎和内睑腺炎，外睑腺炎起源于睫毛毛囊或睑缘腺体的化脓性炎症，通常表现为睫毛根部附近出现小包，内睑腺炎是感染眼睑深处的睑板腺，当腺体被细菌侵袭后，眼睑分泌的油脂质地变稠，长期滞留导致腺体堵塞，并滋生细菌，可表现为眼皮里面摸到一个硬结，局部皮肤发红，摸着有点痛，有点热，早期可热敷，若成熟化脓可手术治疗。比较少见的颈动脉海绵窦瘘也可表现为球结膜水肿充血、搏动性眼球突出、耳鸣（和眼球搏动的节律一致）、眼球运动障碍、视力下降，可有头部外伤史。但颈动脉海绵窦瘘患者的眼内无脓性分泌物，一般是头部伤侧单眼发作，不会传染。

所以眼睛又红又肿，眼屎很多，不一定都是"红眼病"，还需到医院进一步诊断明确，切不可讳疾忌医。

名老中医提示：急性细菌性结膜炎中医学名为暴风客热，民间叫红眼病。流行急性，传染性很大，因此，需引起重视。本病多因感受风热之邪，上攻于目而发病，中医治疗本病，主要以祛风清热为基本治则。也可选用大青叶、金银花、蒲公英、菊花等清热解毒之品，煎煮熏洗眼睛。

第二节　得了"红眼病"该注意什么?

"红眼病"会产生眼睛刺激症状，如结膜充血水肿、畏光、流眼泪、眼部分泌物增多等。急性细菌性结膜炎的传染性比较强，儿童缺乏主观判断力，家属和学校应做好疾病的预防教育工作，从源头上减少疾病的发生和传播。得了"红眼病"后，有消灭传染源、切断传播途径和提高身体抵抗力3个环节。

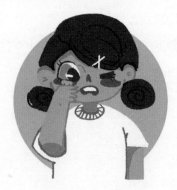

图4-1　"红眼病"

一、彻底治疗很重要

得了"红眼病"后要积极治疗，一般要求及时、彻底、坚持。一经发现，立即治疗，不要中断，症状完全消失后仍要继续治疗1周左右时间，以防复发。治疗可冲洗眼睛，在患眼分泌物较多时，宜用适当的冲洗剂如生理盐水冲洗结膜囊，每日2～3次，并用消毒棉签擦净睑缘。也可对患眼点眼药水或涂眼药膏。如为细菌性感染，可根据检查出的菌种选择最有效的抗生素眼药水滴眼，根据病情轻重，每2～3小时或每小时点眼药1次，常用眼药水有妥布霉素滴眼液、左氧氟沙星滴眼液、氯霉素眼药水等，晚上睡前可涂抗生素眼药膏，每次点药前需将分泌物擦洗干净，以提高疗效。对混合病毒感染的结膜炎，除应用以上药物治疗外，还可用抗病毒眼药水，如阿昔洛韦眼药水、更昔洛韦滴眼液等，每日2～3次。

二、切掉传播途径

尽可能避免与患者及其使用过的物品接触，如洗脸毛巾、脸盆等，对个人用品或幼儿园、学校、理发馆、浴室等公用物品要注意煮沸消毒。注意做好个人卫生和集体卫生，提倡勤洗手、洗脸，不用手或衣袖擦眼，不要共用眼部化妆品和个人眼部护理用品。在疾病流行期间，尽量不到公共场所去。切勿凭借周边人或自己以往的发病经验，胡乱自行用药或任其自愈而延误治疗时机。

需要指出的是，患了"红眼病"后不能包扎眼睛，因为包扎眼睛后会影响分泌物的排出，这不仅机械刺激角膜、结膜，而且包扎后温度升高，有利于细菌生长，同时影响外用眼药，使结膜炎症加重。

三、提高身体抵抗力

"红眼病"患者应注意清淡饮食，多吃蛋白质及容易消化的食物，及时补充人体所需要的维生素，保证营养均衡，忌食辛辣刺激性食物，忌烟酒。忌熬夜，尽量少看电脑、手机等电子产品，加强锻炼，提高机体抵抗力。

名老中医提示：根据中医"不治已病，治未病"的观点，积极预防很有必要。加强卫生宣传教育，注意集体卫生与个人卫生。避免用手或不洁毛巾、手帕擦眼。患者单独使用毛巾、手帕，用后消毒，医院、旅馆、公共浴池等更要加强消毒；若已患有红眼病，要自觉减少传染他人的机会，必要时可暂时隔离。

第三节 "红眼病"的饮食禁忌是什么?

红眼病的传染性很强,在春夏季节很容易暴发,因此很多人患上这种眼病。在治疗过程中,患者要特别注意饮食,不能只吃自己想吃的东西,必须重视饮食上的禁忌。眼疾患者必须根据自己的情况调节饮食习惯,合理的饮食对预防眼部疾病有重要作用,反之,如果不注意饮食,可能会带来很严重的后果。

一、忌食辛辣之品

如葱、洋葱、韭菜、芥末等辛辣之品,能温阳而助风热时邪,并可耗损肺胃之阴,使肺胃积热加重,使风热时邪与肺胃积热搏结难去,而导致病程延长。

二、忌腥膻发物

如黄鱼、鳗鱼、鳝鱼、黑鱼、鳊鱼、蟹、虾之类腥膻发物,否则导致风热之邪更盛、热毒愈内盛,给治疗、康复带来不必要的麻烦。

三、忌酒

饮酒可助邪热毒气，犹如煽风点火。同时饮酒还能损及肝阴，使肝经空虚，风热邪毒更易侵袭，以致本病病程延长。

四、忌食生姜

眼部炎症宜食用清凉散热之品，忌食温热辛散食物。生姜温热，且味辛走窜行散，既助火热，又伤阴液，眼部炎症者食用，将会加重病情。

五、忌食辛辣的调味料

大蒜、茴香、辣酱等调味料会助火热、伤阴液，所以患者在烹饪食物的时候不要使用这些调味料，患者要食用清淡、营养的食物。

六、忌食热燥的食物

羊肉、狗肉、牛肉、鹿肉等食物比较热燥，尽量不要食用这些食物。

名老中医提示：饮食禁忌俗称"忌口"，就是指不吃对健康不利的食物。中医非常重视忌口，"忌口"一方面与服药有密切的关系，也就是药后忌口；另一方面是要注意与病情的关系，要针对疾病的寒、热、虚、实、表、里、上、下、五脏六腑等病因、病位、病性诸方面，结合食物的性、味全面加以考虑。凡于病不利的饮食皆为所忌。在养病治病过程中必须重视、讲究忌口，要注意日常饮食的调理，合理的搭配才能有利于疾病的恢复。

第四节　沙眼是怎么引起的，会不会传染？

沙眼是一种常见的感染性眼病，是由微生物沙眼衣原体引起的一种慢性传染性结膜角膜炎。因其在睑结膜表面形成粗糙不平的外观，形似砂粒，故名沙眼。潜伏期5～14天，双眼患病。20世纪50年代以前该病在我国广泛流行，是当时致盲的首位原因。随着生活水平提高、医疗条件的改善、卫生知识的普及，其发病率现在已经大大降低。

本病早期结膜有浸润如乳头、滤泡增生，同时发生角膜血管翳；晚期由于受累的睑结膜发生瘢痕，以致眼睑内翻畸形，加重角膜的损害，可严重影响视力甚至造成失明。沙眼的感染率和严重程度与个人卫生习惯及居民生活条件密切相关。好发于低学龄儿童和学前儿童，生活在卫生条件差的环境及长期处于亚热带地区、干旱地区的人群。

沙眼会传染。沙眼衣原体可有多种途径传染，其传播与患者的不良卫生条件、营养不良、居住环境、医疗条件等密切相关。其传播途径主要包括以下几种：

一、接触传播

可经眼—手—眼途径，接触受感染患者的分泌物和被污染的生活用品而传播。沙眼主要通过分泌物经手、毛巾、污水等传播，沙眼衣原体可感染人的结膜、角膜上皮细胞。

二、母婴传播

如果孕妇感染沙眼衣原体，可传染给胎儿，一种为在阴道分娩时直接传播；另一种途径是经血液传播，当孕妇携带沙眼衣原体，血液可经胎盘进入胎儿体内。

三、昆虫传播

携带病原体的节肢昆虫也是传播媒介，一般是生活在苍蝇肆虐地区的人群比较易感。

名老中医提示：中医称沙眼为"椒疮"，本病常因外感风热毒邪，或湿热内蕴与毒邪相合，上壅胞睑，脉络阻滞。或素体积热与毒邪相合。眼部不洁，卫生不良之人易患。本病当内外兼治。轻症可以局部点药为主，重症宜配合内治，必要时还须辅以手术。并发症和后遗症应对症治疗。外治法包含滴眼药水、涂眼药膏；椒疮颗粒累累者，可用海螵蛸棒摩擦法；粟状颗粒多者，可行滤泡压榨术。

第五节　泡性结膜炎是怎么回事？

泡性结膜炎是一种由微生物蛋白质引起的迟发型免疫反应性疾病。好发于过敏体质、营养低下、偏食、体弱多病者。此类群体常有免疫低下或易过敏，在接触某些物质后发生迟发型变态反应的风险更高，更易出现。多见于女性、青少年及儿童。

（1）泡性结膜炎发生在球结膜的结节呈灰红色，直径 1～4 mm，结节周围局限性结膜充血。结节易破溃，顶端形成溃疡。10～12 天左右溃疡愈合，一般不留瘢痕。少数在睑结膜或睑缘部出现泡性溃疡，常见于维生素 A 缺乏者。

（2）病变发生在角膜缘时，表现为灰白色圆形浸润，边界清楚，易形成溃疡。愈合后角膜遗留不透明瘢痕，使角膜缘不整齐。有时在角膜缘及其附近球结膜上出现多数粟粒样细小结节，沿角膜缘排列，称粟粒性泡性角结膜炎。这些结节可不经破溃即消失，也可互相融合形成溃疡。

一、泡性结膜炎如何治疗？

主要为局部应用糖皮质激素，如 0.1% 地塞美松或 0.5% 可的松眼药水滴眼。本病易复发，病程可持续数年，而长期应用糖皮质激素疗法对本病并非总是有效，并可能导致眼部并发症如激素性青光眼等。全身应加强营养，补充钙质、维生素 B_2、维生素 A、维生素 D，加强锻炼以增强体质。同时应用抗生素眼药水预防混合感染，如左氧氟沙星、莫西沙星等。泡性结膜炎在经过积极治疗后可治愈，且无后遗症，建议患者定期到医院复查。

二、饮食调理与日常护理

应注意加强营养，宜食含有丰富营养、易消化的食物，多吃一些胡萝卜、猪肝等维生素 A 含量丰富的食物。患病期间应进清淡饮食，少吃煎炸性食物，戒烟酒，避免摄入刺激性食物，如咖啡、浓茶、辣椒、葱蒜等。

名老中医提示：中医称泡性结膜炎为金疳又名金疡，因其形如玉粒，顶溃似疡，故又名金疳玉粒。本病多由肺经燥热，宣发失司，火热偏盛，上攻于目，气血瘀滞；肺阴不足，虚火上炎，白睛血络瘀滞不行；脾土失调，土不生金，金失所养，肺气不利而致。实热证宜清热散结，虚证宜补益肺脾，佐以散结。本病虽可反复发作，迁延日久，但治疗恰当，调摄合理，则渐消而愈，目力无损，预后良好。预防方面主要是加强体育锻炼，尤其小儿更应注意增强体质，调理脾胃，纠正偏食习惯。因本病易于复发，故治愈后，仍需继续服药，巩固疗效。

第六节　一到春天就眼睛痒是什么病?

许多人的眼睛一到春天就发痒、发红、流泪、畏光，到了秋冬季症状减轻，或用药以后症状会消失，但来年春天，症状还会出现。这是为什么呢?

春季天气变暖，万物复苏，空气中花粉等颗粒大量增多，病毒细菌也开始大肆繁殖。同时，人们户外活动增多，接触各种致敏原、病菌的概率也增加，这时易患上春季角结膜炎的概率也会增加，又称春季卡他性结膜炎、季节性结膜炎。多在春夏季节发病，秋冬季节天气冷时可以缓解，表现为接触花粉、灰尘、强光等症状加重，常伴有畏光、流泪、异物感和灼热感。

一般认为，春季卡他性结膜炎与过敏因素有关。过敏原可能为花粉、微生物、动物羽毛、尘埃等。许多患者对花粉，尤其是禾本植物的花粉有变态反应。患者本人及家族中常有同样或其他变态反应性疾病。这种病多见于儿童及青少年，男性患者多，双眼发病。上睑结膜一层粉红色、形状不规则的扁平突起，外观像铺路石一样。有的患者在黑眼球和白眼球的交界处呈凝胶样肥厚。症状特点是奇痒、眼睛充血、流泪，并有黏液性乳白色分泌物。本病随着季节变化症状可自行缓解或消失，一般反复发作数年后，症状有减轻或消退趋势。

春季角结膜炎的不同时期采用治疗的方法是不同的。临床上对于炎症比较严重的阶段，多采用短期局部疗法以迅速缓解症状、中断炎症循环；炎症缓解期则应采用增强体质、改善免疫状态的治疗方法。这些都需要医生根据眼部情况而选用。局部长期用同一种眼药的做法是不可取的。尤其是长期使用激素类眼药水甚至可造成眼压上升，导致青光眼、白内障、视神经萎缩等不可逆的损害。因此患者应在医生指导下治疗。

名老中医提示：中医称此病为"时复症"，从整体上认识此病系由风热犯肺，肝火上炎，或因脾胃湿热蕴结，内热湿邪上犯，郁遏脉络，气滞血瘀或肝血亏虚，虚火上犯发病。本病主要在于患者的体质，而外因仅为诱发的因素，故内治法除祛风止痒，缓解症状外，尚应根据患者脉证给予综合考虑，调整免疫机能，防止复发。

第七节　什么是翼状胬肉？如何防治？

翼状胬肉是临床常见眼表疾病，可见患者眼睛的内角有肉膜状物生长，较小的翼状胬肉不易被发现，较大的胬肉可生长至角膜缘甚至覆盖部分或全部角膜透明组织，导致视物遮挡，甚至失明。其形状酷似昆虫的翅膀而得名。翼状胬肉在中医学上称为"胬肉攀睛"（图 4-2）。

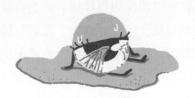

图 4-2　"胬肉攀睛"

翼状胬肉的病因目前尚无定论。一般认为，与长期暴露于烟尘风沙、日光、冷热刺激、局部慢性炎症有关。中医学认为，本病多因外感、饮食、七情、劳欲等，使脏腑失调，邪热上攻于目，血滞于两眦而发病。若眼裂部位常受风沙、烟尘或阳光等刺激，可加速胬肉的滋生与发展。本病发生于内眦者多见，也有生于外眦或内外眦同时发生者，男性多于女性，常见于成年人，特别是老年人及长期户外劳动者。大部分翼状胬肉发展缓慢，往往要经过数月或数年才逐渐长大侵入角膜。静止的翼状胬肉通常无明显不适感，进行性的翼状胬肉者可能伴有眼中不适，如眼红、异物感、流泪、畏光等，胬肉肥厚体大者，可因侵及角膜而产生散光或进展到瞳孔区而影响视力。

翼状胬肉如何防治？

小而静止性的胬肉，不影响视力者，可暂不治疗。进展期可局部用抗生素眼药水，口服清热解毒的中成药以减轻刺激症状。对于体积较大的翼状胬肉，需选择手术治疗。近年来，随着手术技术的提高和改进，翼状胬肉术后的复发率明显降低。翼状胬肉的发病与环境因素有重要的关系，预防翼状胬肉应注意避免受风沙、烟尘、有害气体、过强阳光及寒冷等因素的刺激。注意眼部卫生，患沙眼或慢性结膜炎者应及时治疗。同时应注意睡眠充足，生活规律，避免大便干燥。在治疗期间，应当禁忌吃辣椒、大葱等刺激性强的食物，戒烟酒。

名老中医提示：翼状胬肉中医称为"胬肉攀睛"。病机多为心肺风热壅盛，或脾胃积热，上攻于目，或劳神伤阴，水不制火，虚火上炎，致使脉络瘀滞，血壅于眼而发病。胬肉头尖、色赤、体厚、眵泪多者属实；头平、色白、体薄者为邪气不盛，辨证有风热、实热与虚热之分。治疗上实火宜泻，虚火宜清，同时配合外用眼药治疗。如药物无效，发展较速者，当采用手术切除。

第八节　眼睛里面也会长结石吗?

对于结石这种疾病，大家可能都耳熟能详，比如常见的有胆结石、肾结石、膀胱结石等，其实眼睛里面也会长结石。

一、什么是结膜结石?

眼睛的睑结膜上也会长出"石头"，但这并不是真正意义上的结石，它是由于炎症时眼睛结膜上皮细胞脱落和变性白细胞凝固而成。翻开眼皮，可看到在睑结膜上形成多发的小黄点，医学上叫作结膜结石。结膜结石的主要病因为眼部疾病和不健康用眼习惯，常好发于患有眼部疾病者、老年人、长期化妆等人群。

二、长了结石该怎么办?

当结膜结石只是个小颗粒，埋在结膜下边，没有突出到结膜表面之外，患者本身不会感觉到结石的存在，在平时可以进行睑板腺的热敷、按摩，并合理控制饮食，减少油脂摄入，来缓解结石的发展。定期到医院进行复查，观察结石的大小变化。如果结石增生变大，"冒"出头后，会对眼睑形成刺激，甚至使角膜擦伤，使人感觉眼睛有异物、刺痛感，此时患者需要到医院就诊，在专业医师的指导下进行结石剔除。

三、如何预防复发？

有些患者在取出结石后，还可能继续长出新的结石，结膜结石往往是由眼睛炎症引起的，在炎症没有消除的时候，只对症将结石剔除了，病源没断，下次还可能再发，预防的措施是防止眼睛发炎，避免结膜受刺激，有眼部不适时及时求医治疗。平时养成健康的用眼卫生习惯，不要乱揉眼睛，避免不洗手摸眼睛，要保持眼睛湿润，野外工作及居住环境易受风沙肆虐的人，外出时可佩戴墨镜，防止异物入眼，防止阳光刺眼。患有干眼症、结膜炎等眼部疾病者及早治疗。

名老中医提示：中医称结膜结石为粟子疾，又名目中结骨、胞生风粒等，是因痰浊凝聚，积于睑内所致。以睑内出现坚硬的黄白色小颗粒，眼内涩痛为主要表现的外障类疾病。本病早期，结石隐伏于睑里，一般无自觉症状，无须治疗。若结石渐长突出，磨眼珠，自觉涩痛、流泪、畏光。若并发于椒疮、赤丝虬脉等症者，当结石剔除后，治疗其原发病。

第九节　白眼球变红了，该怎么办?

"白眼球变红"警惕结膜下出血!

结膜是覆盖在上、下眼睑内和白眼球前面的一层黏膜，为眼球最外侧的保护层。结膜下细小的血管很脆弱，很容易破裂导致结膜下出血。比如气候过于干燥，或者患有高血压、糖尿病、动脉硬化等，都会导致血管脆性增加，在用力过猛的咳嗽、打喷嚏、抬重物、呕吐、用力揉眼睛等情况下，都有可能诱发结膜下出血。

最明显的症状就是在白眼球上出现一块红色区域，偶尔会覆盖整个白眼球区域，患者可能会感到眼表发胀和刺痒，但不会出现视力改变，没有分泌物或血液流出，不会感到疼痛。最初 24 小时之内血块会逐渐变大，之后缓慢吸收，血块减小。

一、哪些原因会造成结膜出血呢?

高血压、糖尿病、结膜炎、眼部肿瘤、眼外伤、药物因素、手术等都可以导致患者结膜下血管破裂，引起出血。

二、结膜出血该如何治疗呢？

当患者结膜出血量较少时，可在家中观察，等待其自行消退，最初两天可以进行眼部冷敷，目的是止血，防止出血症状加重；两天后进行热敷，促进眼部瘀血吸收。一般经过 1 ~ 2 周的时间会完全吸收，愈合过程中血块颜色会有改变，由红色变为橘红，再变为黄色，最后完全消失。如果一周后，结膜出血症状未得到改善，应及时到医院接受正规的治疗。

需要注意的是，有些情况需要提高警惕，如果 2 周后出血没有好转，结膜下出血反复发作，双眼同时出现出血症状，或合并身体其他部位出血（如磕碰后容易瘀青、牙龈出血等），这些情况提示体内存在凝血机制障碍，如有的患者长期服用华法林、阿司匹林等药物。另外，如果出血同时出现眼痛、视力改变（视物模糊、复视），则提示除了结膜下出血外，眼部还可能存在其他问题，需要尽快到眼科就诊。

三、饮食调理与日常护理

适当补充蛋白质、氨基酸、维生素类的食物，有利于促进出血的消退。保证饮食清淡无刺激，忌食刺激性强的食物，以免影响视力恢复。

了解各类眼药的作用、剂量、用法、不良反应和注意事项，遵医嘱正确使用。伴有原发病患者应积极治疗原发病，控制血压、血糖、血脂等。结膜出血患者应该适度锻炼，加强体质，保持睡眠充足。

结膜出血患者可能会出现焦虑、恐慌的情况，家属应注意消除其紧张情绪，对患者进行细心、耐心的陪伴和安慰，使患者积极配合医生治疗。

名老中医提示：中医称结膜出血为白睛溢血，白睛溢血是指白睛血络破裂，血溢于白睛外膜之下，呈一片鲜红色，界限分明的眼疾。又称为色似胭脂症。多见于老年人。一般认为是热客肺经，肺气不降，血热妄行；心营耗损，肝肾不足，致使脉络失润，易于破裂而血溢络外。预防调护本病在于平素注意调节饮食及生活规律。

第十节 角膜炎如何分类？有哪些临床表现？

一、为什么角膜容易引起炎症？

这需要从眼睛的生理特性说起。因为角膜位于眼球最前面，直接与外界接触，较容易受到外伤与感染的威胁，而且角膜本身无血管，末梢神经丰富，抗感染的能力差，营养供应不及其他器官，当发生外伤或炎症病变时修复缓慢，病程长且容易反复发作，角膜病具有疼痛、畏光、流泪刺激症状，甚至严重影响视力的特点。

总而言之，"眼红、眼痛、畏光、流泪、闭目难睁、视力下降"是角膜炎的典型特点。

二、角膜炎又是如何分类的呢？

临床上角膜炎根据病因可大致分为感染性角膜炎、非感染性角膜炎。临床上感染性角膜炎较常见。

（1）感染性角膜炎

感染性角膜炎根据致病的病原不同又分为：

①细菌性角膜炎，是由于细菌感染所致，是一种最常见的类型。细菌性角膜炎经常有眼红、眼痛、畏光、流泪、眼睑痉挛、视力下降等症状，另外眼部的分泌物也会增加。

②病毒性角膜炎，也是常见的角膜炎类型。常见的病毒为单纯疱疹病毒、带状疱疹病毒等，除了常见的眼痛、畏光、流泪、视力下降，也可合并结膜炎及皮肤等的表现，并可以有感冒症状等。

③真菌性角膜炎，常见的致病真菌为镰刀菌、曲霉菌、念珠菌等，这些真菌多存在于植物上，因此真菌性角膜炎多见于植物外伤后，例如被树叶划伤了眼睛，或干农活时被庄稼扎到眼睛等情况，这种感染潜伏期较长，初期症状不明

显，易被忽视，等症状明显时治疗已经较为困难了。所以，被植物异物外伤后，必须及时就诊，尽早治疗。

④衣原体性角膜炎，如沙眼，乃是沙眼衣原体感染所致，目前已较少见。

⑤棘阿米巴性角膜炎，80%以上的患者是因佩戴被污染的角膜接触镜所致。棘阿米巴原虫普遍存在于空气、水和污染物中，自来水中的漂白粉也不能将它杀灭，角膜接触镜护理液若被污染就容易感染此病。病变特点和病毒性角膜炎相似。

（2）非感染性角膜炎

①蚕食性角膜溃疡，是一种自发性、边缘性、进行性、疼痛性、慢性角膜溃疡，病变从角膜周边部开始进行性发展。像蚕食一样，沿角膜缘环形发展，最后侵犯整个角膜，可导致角膜穿孔。本病病因不清，可能与自身免疫有关。主要症状有疼痛、畏光、流泪和视力下降等。

②春季卡他性角膜炎，是一种过敏反应性角膜炎。多发生于居住在温暖气候的儿童与青年中，有季节性，春夏时病情加重，冬季天冷时减轻。发病时眼部奇痒无比和畏光，常常伴有结膜滤泡改变。

③干燥性角结膜炎，由于泪液分泌不足、泪液蒸发过强或睑板腺功能障碍等各种原因引起角膜结膜干涩，又可继发炎症造成眼表损害。临床上早期仅仅有轻微的异物感，逐渐会有眼干涩不适、眼红、眼痛、畏光甚至视物模糊等症状。

名老中医提示：中医将角膜病统称为黑睛疾病。根据临床上的表现又可称为"聚星障""凝脂翳""湿翳""混睛障""花翳白陷"等。四季可发，可单眼或双眼患病，常见于外伤或易感人群。临床表现主要为黑睛混浊，畏光流泪，视力下降。一般认为是外感风热或热毒上攻蕴于黑睛所致。治疗以祛风清热解毒为主，若出现黑睛溃疡穿孔，可行手术治疗。平时饮食上也要以清淡为主，不要吃辛辣刺激性食物，多食新鲜的蔬菜和水果。

第十一节　被树枝划伤后容易患哪种角膜炎？如何治疗？

大家已经知道，被树枝划伤眼睛容易引起的是真菌性角膜炎。要是遇到这种情况，该如何处理呢？现在就来详细了解一下吧。

真菌性角膜炎，可称为角膜真菌病，一般好发于炎热潮湿的南方及夏秋农忙季节。真菌充满于泥土和空气中，而且寄生于植物和大多数动物，与细菌共生。若长期局部使用广谱抗生素，也会扰乱细菌和真菌的共生现象，并使角膜抵抗力下降，因此促使真菌在角膜内增殖、扩展。随着抗生素和糖皮质激素的广泛使用，使得本病的发病率也有所增高。

尽管致病的真菌有些是人类的寄生物，但绝大多数是存在于泥土中，所以本病多见于农业性角膜外伤（如树枝、稻草、麦秆等擦伤）或剔除泥土、砂石等角膜异物后。在诸多致病的真菌株中最常见的为曲霉菌，其次就是镰刀菌和白色念珠菌。

真菌性角膜炎又有什么样的临床表现呢？

真菌性角膜炎临床表现为眼睛浮肿、畏光、流泪、眼痛及视力下降等，该病进展缓慢，自觉症状也比较轻微。到了后期，会出现更严重的炎症反应，甚至是角膜溃疡穿孔，最终会引起失明。

因此，真菌性角膜炎的早期诊断很是重要。一般诊断真菌性角膜炎的可以根据角膜的植物外伤史，或长期使用抗生素和糖皮质激素病史，并结合角膜病灶的特点，可做初步诊断。如需进一步检查是何种真菌感染，需进行真菌化验，目前包括角膜组织涂片和培养。另外一种检查就是角膜共聚焦显微镜检查，可在早期发现病灶内的真菌病原体。

真菌性角膜炎的治疗是比较困难的，有时需要联合应用药物及手术等多种治疗方法方可奏效。常规治疗是清除角膜溃疡表面的坏死组织，另外必须散瞳防止虹膜粘连，可根据真菌的种类，有选择地使用抗真菌药物。

此外，早期在药物治疗效果不满意时，可在角膜清创后做结膜瓣遮盖，以促使溃疡面愈合，或可辅助以羊膜移植覆盖术。如果病变进一步深入，且药物治疗效果欠佳，需要及时采取角膜移植术来治疗。

名老中医提示：中医称真菌性角膜炎为湿翳，指黑睛生翳，翳形微隆，外观似豆腐渣样，干而粗糙的眼病。其多发于炎热潮湿的气候环境，又以夏秋收割季节更常见。多因稻谷、麦芒、树枝等擦伤角膜，使湿热之邪乘虚而入，湿遏化热，熏灼黑睛而致病。多单眼发病，且病程较长，可反复发作，严重者会引起黑睛毁坏而失明。治疗以清热化湿，抗真菌药物配合中药熏眼治疗；若角膜溃破或即将溃破者，可行手术治疗。平时尽量避免角膜外伤，一旦意外发生，一定要去医院及时处理。

第十二节　维生素 A 缺乏会导致哪些角膜疾病？

维生素 A 缺乏会引起哪些角膜疾病呢？

维生素 A 缺乏会引起夜盲、上皮性结膜干燥症和角膜软化症。角膜软化症多见于 4 岁以下儿童，常累及双眼。如果治疗不及时，则会引起角膜干燥、溶解、坏死、穿孔等角膜病变。所以，临床上有一些喜欢挑食的小朋友可能会出现喜欢揉眼睛或者眨眼睛的情况。这很可能是角膜干燥，小孩子不清楚怎么表达眼部不适，揉眼睛和频繁眨眼就是他们表达的方式。

维生素 A 缺乏可因饮食中含量不足、胃肠疾病导致吸收不良，或肝脏转化机能不良所致。婴幼儿维生素 A 缺乏，最常见于腹泻和慢性消化道疾病及人工喂养的婴儿。此外，由于患有麻疹、肺炎等发热消耗性疾病，家长又缺乏卫生常识，都可能使体内营养和维生素 A 严重缺乏而导致本病发生。

治疗本病要在改善营养状况的同时，特别强调维生素 A 的补充，可多食富含维生素 A 和蛋白质的食物，口服鱼肝油或维生素 A 胶囊，同时补充其他维生素。眼部也可以直接滴用维生素 A，另外还应加用抗生素滴眼液或眼膏预防和治疗角膜感染。

名老中医提示：中医称维生素 A 缺乏症所致的角膜病是小儿疳积继发的一种眼病，起因于脾胃受损，脾胃虚弱及命门火衰所致。主要症状是角膜干燥，角膜混浊，视物不清，干涩畏光。多见于小儿伴有腹大、面黄肌瘦、头发稀疏、白天视力正常而夜间或光线暗弱处则不能见物等症状。家长们在平时首先要科学安排营养餐，特别对婴儿和发育时期的青少年，应提倡食品多样化。除多食粗粮外，副食方面包括鱼、肉、蛋、豆类、乳制品及新鲜蔬菜。

第十三节　得了角膜溃疡该如何进行护理?

角膜溃疡并不是一个独立的眼部疾病。它是由其他角膜疾病进展到后期的一个阶段。

角膜溃疡初期，眼睛有明显的刺激症状，畏光、流泪、眼痛、黑睛上出现灰白色小点或片状浸润，严重时睁不开眼，眼痛难忍，视力减退。白眼珠呈紫红色充血，越靠近黑睛越严重，角膜表面可见灰白色坏死组织脱落，形成溃疡。甚至病菌毒力强大时，溃疡向四周或深层蔓延，形成前房积脓，甚至引起角膜穿孔，使视力遭到严重的损害。

本病常在机体抵抗力下降的情况下发病，故护理上应注意锻炼身体，如散步、打太极拳，以增强体质，提高机体抗病能力。注意休息，少用眼，不可长时间阅读及看电视、电脑、手机等，要劳逸结合。注意寒温，预防感冒。感冒发烧时如有眼部不适，及时到医院就诊，做到早发现，早治疗。注意眼部清洁，流泪时用干净手帕或面纸擦拭，切不可揉眼。平时要注意饮食调理适宜，多食蔬菜、水果，保持大便通畅。

名老中医提示：黑睛患病后，要及时就医，按时点药服药。同时注意眼部清洁卫生，不可乱按揉，劳逸适度，体内阴阳调和，有利于眼病康复。

第十四节　什么是巩膜炎？临床分哪几种？

巩膜炎是指巩膜基质层的炎症，以细胞浸润、胶原纤维破坏、血管组织重塑为特征。双眼可先后或同时发病。自身免疫性疾病是临床上最常见的病因，如类风湿性关节炎、系统性红斑狼疮、结节性多动脉炎、Wegener肉芽肿病等。按部位分为前巩膜炎和后巩膜炎。

前巩膜炎：巩膜呈弥漫性充血水肿，或见紫红色充血、隆起而形成结节。有持续性眼痛，眼红，视力下降。

后巩膜炎：眼痛和视力下降外，眼睑及球结膜水肿，巩膜表面血管怒张，眼球突出或出现复视。眼后节检查可见玻璃体混浊、视盘水肿、视网膜条纹、渗出性视网膜脱离和黄斑水肿等。

治疗本病，眼部或者全身应用糖皮质激素及非甾体类抗炎药。如果效果不好时可加用免疫抑制剂。伴睫状肌痉挛者，可用阿托品散瞳以麻痹睫状肌。对于巩膜坏死、穿孔患者可试行异体巩膜移植术。

名老中医提示：中医学认为本病属"火疳"范围。心肺郁热，不得宣泄，日久伤阴，虚火上炎，上逼白睛；或素有痹证，风湿久郁经络，郁久化热，风湿热邪循经上犯所致。以治肺为本，宜清泻肺热，可酌加活血散结之品。另外，饮食方面宜少食辛辣炙煿之品，保持七情和畅，注意寒暖适中，避免潮湿。

第十五节　什么是葡萄膜？有什么功能？

人的眼睛就像一个精密的仪器，那么葡萄膜在这个仪器中属于那一部分呢？又有什么奇特功能呢？接下来为大家逐一介绍。

葡萄膜是眼睛的一个非常重要的组织，形似紫色的葡萄而得名。因其富含色素和血管，也叫色素膜或血管膜，是眼球壁的第二层，可分为前中后3部分，即前部的虹膜、中部的睫状体和后部的脉络膜，血液供应来源于同一血管系统，病变时可相互影响。

虹膜在最前面，照镜子的时候都看得见，眼睛里棕黑色的那部分，位于角膜和晶状体之间，中间的是瞳孔。不同人种的虹膜是有差别的，黄种人含色素较多，呈现棕褐色，而白种人色素少，呈浅灰色或淡蓝色。虹膜收缩时瞳孔缩小，扩张时瞳孔散大，具有调节进入眼内光线的作用，像照相机的"快门"。在虹膜的表层有凹凸不平的褶皱，据科学家研究，这些褶皱像指纹一样每个人都不相同，而且不会改变。根据虹膜的这一特点，制成了电子密码门锁，当开门者把眼睛凑近扫描孔，扫描装置就会将虹膜的图像扫描下来，并与预先设置好的图形进行对比，如果吻合，门锁自动打开。

睫状体位于虹膜后，具有微调器的作用。睫状体内表面有许多突出并呈放射状排列的皱褶，外表面有睫状肌，在睫状体的前端形成很多的睫状突，有分泌房水的作用。在睫状突和晶状体之间有透明纤维，可以对晶状体曲率进行调节，这样既可以看远，又可以看近处。由于虹膜和睫状体在解剖上互相连接，关系密切，且为同一供血系统，因此虹膜和睫状体往往可以同时发炎，称为虹膜睫状体炎。临床主要表现为眼红、疼痛、视力下降，房水混浊及角膜后沉着物，若治疗不及时可能会继发青光眼、并发白内障及眼球萎缩等严重并发症而失明。

脉络膜位于巩膜和视网膜之间，为葡萄膜面积最大的部分，这层膜取出后像一个葡萄，呈紫黑色，又圆又软。它犹如照相机上的暗箱，起遮光作用。其对外力冲击的耐受性较视网膜差，当眼球受到从前面来的外力冲击时，可使脉络膜发生破裂和出血。由于葡萄膜血流量大、血流速度缓慢，眼球的血液营养由它提供，血液里的致病性抗原物质会在此处沉淀，因此与全身性疾病有密切联系，所以是容易发炎的部位之一。其他如肿瘤、先天异常、退行性改变也是常见的葡萄膜疾病。

人们能看清楚大千世界，离不开葡萄膜的功劳。眼中的葡萄膜究竟有哪些功能呢？葡萄膜主要有以下四种功能：（1）供给眼球营养。视网膜外层和黄斑区的营养是由脉络膜血管供应的。脉络膜缺血性眼病常引起视网膜广泛变性及功能损害。（2）产生房水，调节眼内压。房水由睫状体产生，经前房角排入静脉血管。如睫状体分泌房水减少，将使眼压过低，甚至引起眼球萎缩而失明；如分泌房水速率过快，或房水循环回流受阻，房水不能顺利流通，眼压可升高，日久造成不可逆的视力损害甚或失明。（3）遮挡光线作用。葡萄膜含黑色素，可以为人们提供一个类似于照相机暗箱的作用，可吸收进入球内的弥散光线，使光线更容易集中在视网膜及黄斑区，从而获得更清晰的影像。（4）排泄废物和有毒物质。眼球内炎性渗出物及有毒物质均经过脉络膜的静脉系统排出眼球外。

　　名老中医提示：中医将葡萄膜归为广义瞳神范畴，中医眼科独特的五轮学说认为瞳神属水轮，与肾、膀胱关系密切。水轮是眼能明视万物的主要部分，故一定要保护好葡萄膜，一旦葡萄膜任何一部分受损都很容易引起炎症。各种原因引起的葡萄膜炎都可迅速损害眼睛，并可引起严重并发症，如青光眼、白内障及视网膜脱离。

第十六节　葡萄膜炎的病因有哪几方面？

　　葡萄膜是眼球壁的中间层组织，具有丰富的血管和色素，分布有较多免疫活性物质，是眼内免疫炎症反应的好发部位。发生在葡萄膜层的炎症反应称为葡萄膜炎。该病是一种常见的致盲眼病，多见于青壮年，具有发病慢、病程长、易反复发作、不易根治的特点，大多与全身性疾病，如结核病、类风湿性关节炎、强直性脊柱炎等结缔组织病有关。

葡萄膜炎的病因复杂，与感染性因素、非感染性因素和免疫遗传因素等相关，可由多种原因引起，如细菌、真菌、病毒、寄生虫、肿瘤等，通过直接侵犯葡萄膜或视网膜引起葡萄膜炎。非感染性如多种物理、化学和机械损伤可通过葡萄膜的直接损害或通过损伤引起的免疫反应而导致葡萄膜炎，往往伴有眼部其他改变。

继发性原因是其他疾病继发引起的眼部葡萄膜炎症。包括邻近眼组织炎症的蔓延，如严重的角膜炎或巩膜炎可引起虹膜睫状体炎；眼内毒素或刺激物的反应，如失明萎缩变性的眼球、长期视网膜脱离、眼内反复陈旧性出血及恶性肿瘤坏死都可引起葡萄膜炎。

内因性原因，如感染性，病原体或其产物通过血行播散，从身体其他部位进入眼内。如结核、梅毒、钩端螺旋体病等细菌感染或单纯疱疹、带状疱疹等病毒感染或弓形体病等原虫感染，以及蛔虫、囊虫等寄生虫感染等都可能引起葡萄膜炎。非感染性包括很多内因性葡萄膜炎检查不出病原体，往往有免疫异常表现。如晶体源性葡萄膜炎、交感性眼炎、Fuchs 虹膜异色性虹膜睫状体炎、中间葡萄膜炎等，或伴有全身病如风湿性关节炎的前葡萄膜炎、Vogt- 小柳原田氏综合征、Behcet 病、系统性红斑狼疮、结节病等。

名老中医提示：中医对葡萄膜炎认识较早，且按其发病部位及病症特点的不同，分属"瞳神紧小""瞳神干缺"等范畴。中医眼科认为，葡萄膜病多与肝肾有关，其病因病机复杂，可因肝经风热或肝胆火邪攻目；外感风湿，郁久化热；或素体阳盛，内蕴热邪，复感风湿，致风湿与热搏结于内，必犯清窍；劳伤肝肾或病久伤阴，虚火上炎等导致本病的发生。此外，某些眼病邪毒内侵波及虹膜或外伤损及虹膜，亦可引起本病，也可并发于某些全身性疾病。治疗上以选用清肝泄热、除湿化浊、滋阴明目、祛风清热、养血活血等方法。

第十七节　急性前葡萄膜炎有何临床表现？如何治疗？

前葡萄膜炎包括虹膜炎、虹膜睫状体炎和前部睫状体炎3种类型。它是葡萄膜炎中最常见的类型，占我国葡萄膜炎患者总数的50%左右。

一般来说，急性前葡萄膜炎最明显的症状就是疼痛，急性炎症者由于睫状体受刺激收缩可出现眼痛，还会伴随畏光、流泪的症状，并可见眼睑痉挛；又因屈光间质不清，房水、玻璃体内有炎症细胞或纤维素性渗出物，角膜后壁和晶体前面的渗出物影响屈光间质的透明度，因而伴随视力减退。

急性前葡萄膜炎，其总体治则是立即扩瞳以防止和虹膜后粘连，迅速抗炎以防止眼组织破坏和并发症的发生。由于前葡萄膜炎绝大多数为非感染因素所致，因此一般不需要抗生素治疗，对高度怀疑或确诊为病原体感染所致者，则应给予相应抗感染治疗。对非感染因素所致的葡萄膜炎，由于局部用药在眼前段能够达到有效浓度，所以一般不需要全身用药治疗，但前房炎症严重时，可给予糖皮质激素眼周注射或短期全身治疗。

名老中医提示：中医将前葡萄膜炎称为"瞳神紧小""瞳神干缺"。"瞳神紧小"是黄仁（虹膜）受邪，以瞳神持续缩小、展缩不灵，伴有目赤疼痛、畏光流泪、黑睛内壁沉着物、神水混浊、视力下降为主要临床症状的眼病。若本病失治、误治，或因病情迁延，可致瞳神边缘参差不齐，失去正圆，黄仁干缺不荣，称为瞳神干缺。辨证施治大多为肝胆实热者清热泻火，肝经风热宜祛风清热，风湿夹热予祛风清热除湿，虚火上炎予滋阴降火。可用中药药渣熏洗和热敷病眼，平时宜进食营养丰富、低脂、低胆固醇的食物，多吃新鲜水果、蔬菜等维生素丰富的食物；避免进食海鲜、煎炸烤、辛辣刺激性强的食物。取适量菊花、枸杞、桑叶代茶饮。外出可佩戴有色眼镜，避免光线刺激。

第十八节　有哪几种常见的特殊类型葡萄膜炎?

引起葡萄膜炎的原因复杂多样，诊治时需详细询问病史，尽可能明确病因，根据葡萄膜炎的不同类型进行相应治疗。

一、Vog- 小柳原田综合征（VKH）

VKH 为一种伴有脑膜刺激征、听力障碍、白癜风、毛发变白或脱落，以双侧全葡萄膜炎为特征的疾病，也称为"葡萄膜大脑炎"。临床表现见发病前多有感冒样或其他前驱症状，表现为头痛、耳鸣、听力下降和头皮过敏等改变，以后双眼视力突然下降，检查发现晚霞样眼底、视盘炎、后极部视网膜水肿，甚至浆液性视网膜脱离。除上述表现外，还可出现脱发、毛发变白、白癜风等眼外改变。

二、交感性眼炎

交感性眼炎是指发生于一眼穿通伤或内眼手术后的双眼肉芽肿性葡萄膜炎，受伤眼被称为诱发眼，另一眼则被称为交感眼。临床表现为从眼部受伤或手术到对侧眼出现炎症的间隔从 2 周到 2 年不等（最早可在 10 天，最晚可在 50 年后发病），但大多数在 2 个月以内发病。超过 2 年发病的概率随时间的延长而减少。多为肉芽肿性炎症。

三、Behcet 病

Behcet 病是一种以复发性葡萄膜炎、口腔溃疡、皮肤损害和生殖器溃疡为特征的多系统受累的疾病。此病被认为是一种自身炎症性的疾病。临床上多为青壮年男性患者，双眼发病。复发性前房积脓性虹膜睫状体炎、口腔黏膜及外生殖器溃疡构成本病典型的三联症。

四、HLA-B27 相关性葡萄膜炎

强直性脊柱炎是一种以脊柱为主要病变的慢性疾病，是遗传和环境等多种因素共同作用引发的，主要累及脊柱、骶髂关节，引起脊柱强直，活动困难，并可有不同程度的眼、肺、心血管、肾等多个器官损害。20% ~ 25% 的患者并发急性前葡萄膜炎。临床发现该病起病比较隐匿，早期可无任何临床症状。典型症状是炎性腰背痛、附着点炎。随病情进展，会出现相应部位疼痛或脊柱畸形，甚至并发眼部、肾脏和肺部病变。绝大多数患者表现为急性、非肉芽肿性前葡萄膜炎。多双眼受累，但一般先后发病，易复发，双眼往往呈交替性发作。

五、急性视网膜坏死综合征

本病是以急性葡萄膜炎、闭塞性视网膜动脉血管炎、融合性坏死性视网膜炎及后期的视网膜脱离为主要临床表现的一组眼部综合征，部分患者早期可合并有眼压升高。目前病因及发病机制尚不完全明确，可能与病毒感染有关。急性视网膜坏死综合征主要表现为眼红、畏光、流泪、疼痛、视力下降，治疗不及时可并发视网膜脱离、白内障、视神经萎缩、眼球萎缩。

名老中医提示：中医药治疗葡萄膜炎辨证施治是关键。根据"急则治标，缓则治本"的原则，在急性发作期多根据其全身伴随症状，予疏风清热、清肝泻火解毒、清热利湿、凉血活血等治疗，而在病情缓解期则注重健脾益肾、调理气血、滋补肝肾等治疗，能有效预防病情复发。

第十九节　葡萄膜炎患者应该做哪些检查？

医生在初次接诊葡萄膜炎患者时，首先详细询问病史，以便确定病因。还进行全面的眼部检查，包括测视力、测量眼压、做三面镜或间接检眼镜检查、裂隙灯检查等，主要是检查患者虹膜、瞳孔、晶体、眼底周边部、玻璃体等的病变。有不少急性葡萄膜炎可引起反应性的眼底改变，因此眼底检查也不容忽视。眼底检查宜在暗室中进行，患者取坐位，医生右手持检眼镜位于患者右侧进行。必要时还应做眼科 B 超或 OCT 等眼后段检查。若考虑葡萄膜炎的发生与免疫有关，还应做必要的化验检查以明确病因，以便更精准地对因治疗。病因诊断时，要明确患者有无风湿、结核、钩端螺旋体病、重症菌痢、性传播疾病、外伤和手术，以及其他免疫性疾病等。所以，要进行全身检查、胸部透视、血常规、血沉、尿、便常规检查、免疫功能试验等。具体检查参照如下：

一、虹膜睫状体炎（前葡萄膜炎）

（1）全面眼部检查，包括普通的裂隙灯、视力、眼压、检眼镜等检查。（2）如考虑后葡萄膜炎或全葡萄膜炎，应做眼科 B 超或 OCT 等眼后段检查。（3）本病可能与免疫有关，还应做必要的化验检查以确定病因，以便更精准地对因治疗。包括血常规、血沉、血清人类白细胞抗原 –B27、血清血管紧张素转化酶水平及抗核抗体、结核菌素实验、梅毒螺旋体血凝试验、胸部 X 线检查、内科及风湿科等相关检查。

二、中间葡萄膜炎

（1）全面眼部检查，包括普通的裂隙灯、视力、眼压、检眼镜等检查。（2）必要时应进行三面镜、双目间接检眼镜及周边眼底检查、B超、OCT、FFA检查等。（3）血液学检查，包括血常规、血沉、弓蛔虫滴度、Lyme病免疫荧光测定、巨细胞病毒抗体滴度、单纯疱疹、带状疱疹、水痘及风疹病毒检查，必要时行房水、血液培养检查等。（4）结核菌素实验。（5）胸部X线片等。

三、后间葡萄膜炎

（1）全面眼部检查，包括普通的裂隙灯、视力、眼压、检眼镜等检查，应行巩膜加压间接检眼镜检查整个锯齿缘部。（2）眼部B超、OCT、FFA检查等。（3）血液学检查，包括血常规、血沉、弓蛔虫滴度、血清血管紧张素转化酶水平及抗核抗体、HLA-B5、HLA-A29、Lyme病免疫荧光测定、巨细胞病毒抗体滴度、单纯疱疹、带状疱疹、水痘及风疹病毒检查，必要时行房水、血液培养检查等。（4）结核菌素实验。（5）胸部X线片。（6）怀疑全身受累特别是中枢神经系统受累时，可行头颅CT和腰穿检查。（7）必要时可行诊断性玻璃体切割术。

名老中医提示：中医认为葡萄膜炎疾病属内障眼病，病位较深，病因复杂，临床上患者前来就诊，多见瞳神缩小、变形、抱轮红赤或白睛混赤；也可见眼外观好，但多有视觉变化，如视物不清、眼前黑花飞舞、萤星满目等。医生应对患者进行全面精准的临床检查，并结合中医望闻问切、五轮辨证等诸法合参，实施中西医结合治疗。

第二十节　葡萄膜炎采用激素治疗，需要注意哪些问题？

葡萄膜炎因其发病率高，病因复杂，且并发症多，治疗相对棘手。目前临床证实，药物治疗葡萄膜炎的首选方案是糖皮质激素。对于葡萄膜炎患者，糖皮质激素能够有效改善视力，缓解病情。糖皮质激素是醋酸泼尼松中的主要药物成分，在局部组织能够发挥抗炎作用，还具有抗过敏作用，抑制结缔组织增生，降低毛细血管通透性，缓解人体炎症，从而达到治疗葡萄膜炎的效果。糖皮质激素作为一种常用的抗炎药物，不仅能够发挥抗感染的作用，同时具有调节脂肪，促进糖和蛋白质的合成与代谢等功效。但需要注意的是，糖皮质激素在使用期间存在一定副作用，如长期服药会降低机体免疫力，单次大剂量服药将会破坏血压正常水平，引发心脑血管疾病，需要临床医师在使用时视情况合理运用。

常用的糖皮质激素包括短效的氢化可的松、中长效的泼尼松与泼尼松龙、长效的地塞米松。其中氢化可的松、地塞米松不宜长期使用，泼尼松与泼尼松龙适合于长期使用，但应密切关注水盐代谢情况。糖皮质激素可以抑制身体的高敏状态，降低血管的通透性，抑制血管内外的淋巴细胞，减少花生四烯酸及其促进因子的产生。糖皮质激素的常用给药方法为局部用药与全身用药，局部用药包括局部点眼、结膜下注射、球周注射、球后注射、玻璃体腔注射等。对于葡萄膜炎严重的患者应及早全身运用糖皮质激素，起始足量，缓慢减量，长期维持，严重的后葡萄膜炎用药时间可以长达12 ~ 18 个月，前葡萄膜炎用药时间不宜超过 7 天。

激素应用就像一把双刃剑，它既能有效控制症状、缓解病情，同时也会带来一些副作用及并发症。一般来说，应用激素的不良反应和并发症可归纳为两类：一类是由于激素本身引起，如水、电解质、糖、蛋白质、脂肪等物质代谢紊乱，抑制免疫、诱发感染等；另一类为长期应用激素后引起的自身下丘脑—垂体—肾上腺皮质轴功能紊乱及形态学上的损害。激素治疗常见的副作用在葡萄膜炎治疗当中和其他疾病大致相同，不同的是在治疗葡萄膜炎时，经常会使用眼睛局部激素治疗，也就是激素性的眼药水、眼药膏，局部应用相比全身更容易发生眼睛局部的并发症，所以副作用在眼病中会体现的比较多，需要警惕由激素造成的眼压升高，即激素性青光眼，以及由激素引起的白内障。另外，还有其他相对发生概率较低的并发症，如容易引起上睑下垂、角膜感染等。葡萄膜炎激素治疗时，如果口服给药，还可能发生全身性的副作用。

　　名老中医提示：中医多认为，激素为"纯阳之品"，此"纯阳"之药极易耗伤阴津，久则正气亏损，会出现气虚、阴虚、阳虚等不同表现，故治疗应注意在滋阴补肾的同时应用温阳补肾药物，以促进机体的阴阳平衡，常选用六味地黄丸滋阴，酌加温阳益气之品如巴戟天、仙灵脾、菟丝子等；同时注重固本调摄，肺、脾、肾三脏同治，临床常用四君子汤、玉屏风散、六味地黄丸等加减。对激素依赖、激素无效或激素不耐受的患者，中医中药亦可发挥作用。

第五章

白内障不可怕，正确
治疗效果佳

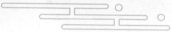

第一节　什么是白内障？白内障患者有哪些症状？

白内障是常见眼病，也是目前全球第一致盲眼病。白内障最常见的病因是衰老，几乎所有人都难以避免患白内障，那么究竟什么是白内障？

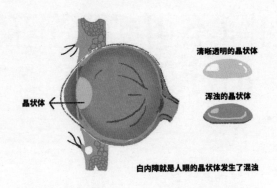

图 5-1　患白内障的晶状体

在眼球的屈光系统中，有一个结构叫作晶状体，它是眼球内一个富有弹性双凸面镜的组织，类似凸透镜。晶体状可以通过改变自身的厚度来调节屈光度，类似于摄像机的变焦镜头。通过屈光度的调节，让光线落在视网膜上，这样才能看清楚事物。晶状体是唯一具有调节能力的屈光介质，因为它，人们才能获取清晰的视力。试想想，当你的照相机镜头不再透明，你还能拍出清晰的照片吗？

正常的晶状体是透明的，当各种复杂的原因直接或间接干扰其正常代谢使晶状体逐渐混浊（图 5-1），就形成了人们常说的白内障。这么多因素都会导致白内障产生，那么白内障有哪些种类呢？

白内障发病原因多样，分类也有很多种。有年龄相关性白内障（老年性白内障）、先天性白内障、代谢性白内障（糖尿病性白内障、半乳糖性白内障及手足搐搦性白内障），还有药物中毒、外伤、电辐射等都会导致白内障的产生。此外高度近视、视网膜脱离、特发性虹膜萎缩等都可以诱发白内障。因此要早期积极治疗原发病。

出现哪些症状时，就知道可能患白内障了呢？视力逐渐下降，视物模糊（患者常常自觉眼前雾蒙蒙，像是有物体遮住的感觉，但用手拭去无实物），伴有眩光、单眼复视或多视、近视、眼前固定黑点等，但无眼睛发红、流泪、疼痛、畏光等不适症状。

由于白内障混浊的部位及程度的不同，其对视力的影响程度大不相同。例如，如果晶体周边部混浊，视力可不受影响，若混浊位于晶状体的正中央，轻度混浊则视力减退，重度混浊则视力可能只看见手动或光感；此外核性白内障常表现为近视度数加深，这是由于晶体增厚，屈光力增强，导致近视度数的加深，若患者验光度数与眼轴极其不匹配，要考虑白内障；还有患者出现单眼复视或多视症，有眼前固定性黑影或视物发暗、畏光等症状。如果出现以上这些症状，要警惕可能患了白内障，需及时就医。

名老中医提示：圆翳内障是指随年龄增长而晶珠逐渐混浊，视力缓慢下降，终致失明的眼病。中医治疗，肝经风热者宜平肝清热兼以疏风，方选防风散、石决明散加减；阴虚湿热者可养阴、清热、除湿，方选甘露饮加减；肝肾阴虚者，宜滋养肝肾，方选杞菊地黄丸或石斛夜光丸加减。白内障患者应多食益精退翳、清肝明目的食物，如动物肝脏、枸杞叶、红枣等；宜食富含锌的食物，如贝类、鱼类、坚果类等；宜选用菊花、桑叶、决明子等清肝明目的中药材。

第二节　白内障是所有人都会得的病吗？该如何预防？

俗话说就是"人老眼先老"，白内障的问题是大多数老年人极为关心的一件事。据 2018 年屈光性白内障手术新进展国际会议公布的数据显示，我国 60~89 岁人群白内障发病率约为 80%，90 岁以上人群白内障发病率高达 90% 以上。随着我国老龄化进程的加剧，白内障在我国的发病率仍有升高趋势。

针对这样高发的眼病该如何预防也是大家较为关注的问题，在这里就介绍以下几种预防方法。

一、防止眼睛接受长期、大量紫外线的照射

眼睛过多地暴露在强紫外线下可能会使白内障发生更早、发展更快，尤其是长期待在紫外线强、海拔高的地区。因此，在紫外线比较强或者长时间的户外活动时，打遮阳伞、戴太阳镜或遮阳帽，可有效预防射线对晶状体的损伤。

二、补充水分，防止脱水

晶状体是个活体结构，在进行着不断的代谢，水分在其代谢和保持透明过程中起着重要作用。当脱水时，人体内液体代谢紊乱，会产生一些异常的化学物质，损害晶状体，导致白内障发生，而对于已有白内障患者，脱水可使病情加剧。因此，一旦遇到各种原因引起的腹泻、呕吐、大量出汗等，都应该及时补充水分。

三、健康饮食，加强营养

宜多摄入富含维生素、蛋白质、微量元素的食物。建议可多吃苹果、香蕉、圣女果等维生素含量丰富的水果，多吃菠菜、上海青、西兰花等深绿色系蔬菜，多吃瘦肉、鱼类、蛋类、奶类和豆制品等富含蛋白质的食物。进而保护的视力，延缓病情的进展。

四、积极防治慢性病

积极防治慢性病，包括眼部的疾患和全身性疾病。对于糖尿病、高乳糖血症、高尿酸血症、高血压患者，要将相关指标控制到正常范围，确保代谢稳定，以免影响晶状体。尤其是糖尿病最易并发白内障，要有效地控制血糖，防止病情的进一步发展。

五、注意眼睛的防护，避免白内障易感因素

除了要注意避免机械性外伤造成的外伤性白内障，也要知道各种电离辐射、各种化学毒物及药物均可引起白内障。家长及老师要经常教育儿童不要用锐器打闹，不要玩危险物品。平时人们在进行相关工作时需加强自身保护意识，戴上保护面罩或防护眼镜，避免发生眼损伤。

六、坚持定期按摩眼部，注意眼保健

按摩穴位是一种经过时间验证的可行的中医手法，通过按摩，可加速眼部血液循环，从而延缓晶状体混浊的发展。日常生活中可以做眼保健操进行眼部穴位按摩，除了固定穴位，还可以按摩丝竹空、瞳子髎、翳风等穴位。此外在日常生活中用眼应以不觉疲倦为度，并注意正确的用眼姿势，距

离适宜，光源充足等。久坐工作者尽量不要长时间待在昏暗环境中，并应间隔 1 ~ 2 小时就起身活动 10 ~ 15 分钟，举目远眺。每天应保证充足的睡眠，注意用眼卫生。

名老中医提示：白内障并不可怕，大家也不需要"闻白色变"，依旧有很多办法去预防、延缓它的发生发展。如多补充维生素 C、维生素 E。中医对于肝肾不足者，可以补益肝肾；脾虚气弱者，益气健脾；肝热上扰者，可清热平肝。局部可选用麝珠明目滴眼液、吡诺克辛滴眼液等，此外保持心情愉悦，加强身体锻炼都能起到一定的效果。

第三节　白内障能吃中药治疗吗？

虽然白内障手术是目前的首选治疗方法，但在预防白内障的发生及延缓进展等方面中医中药仍有着一定的优势，很多人希望通过中医药治疗以避免白内障发生或者延缓白内障进程，那么中医对于白内障是如何认识并有效预防治疗的呢（图 5-2）？

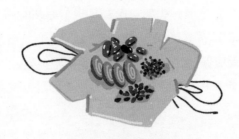

图 5-2　中药治疗白内障

　　最为常见的年龄相关性白内障在中医界称为"圆翳内障"，我国早在唐朝前后对本病就有所记载，随着时间的推移和医学水平的增长，古籍医书中逐渐对本病形成规范的诊疗，其中的治疗自然也有中药的参与。而在现代医学背景下进行的多项关于中医药对白内障影响的研究均表明，在中医药干预治疗白内障后，白内障的发展进程被延缓。

　　中医学是在长期实践中形成的以整体观为指导，以辨证论治为特点的医疗理论。中医强调人是一个整体，整体功能的失调表现于局部形成了"病"，治疗局部病症的时候需要联合整体，才更有利于疾病的治疗和康复。中医古籍中认为本病的发生与"肝肾俱虚""肝风上冲""肝气冲上"等因素有关，认为主要与肝脾肾三脏相关。白内障多因年老体衰，肝肾亏损，精血不足，不能滋养晶珠而混浊；因脾虚失运，气血亏虚，精血不能上荣于目；因血虚肝旺，肝经郁热上扰或阴虚夹湿热上攻于目也可致晶珠混浊。不同的原因导致的白内障，有不同的针对治疗，接下来就介绍一下中医针对不同证型的白内障采用的治法方药。

对于肝肾不足型，选用杞菊地黄丸加减。饮食清淡易消化，宜多选补益肝肾的食物，如黑木耳、黑小豆、山药、桂圆等。

对于脾气虚弱型，选用四君子汤加减。少食生冷油腻，多食温热易消化之品，如薏米粥、山药红枣粥等。

对于肝热上扰型，选用石决明散加减。少食辛辣，包括洋葱、辣椒、葱姜、韭菜等。

在不方便饮用专人专方的汤药时，也可以服用经过辨证论治后研究出的中药复方，如六味地黄丸、石斛夜光丸、障眼明片、复明片、补清汤、内障丸等。这些中成药也能有效改善白内障的晶体混浊程度，保护视力。除了辨证施治予以中药外，在对于白内障及中药的多年研究中也发现，部分单味中药对白内障会起到减轻症状、延缓进展的作用，如决明子、山茱萸、补骨脂、姜黄等。在本病初、中期针灸治疗也可以起到很大的作用。

在日常生活中，人们也可以服用药茶，比如枸杞龙眼茶、杞菊明目茶等。这样的药茶见名知药，如杞菊明目茶就是由枸杞和菊花组成的，其中枸杞子，味甘性平，可滋肝养肾、善治目疾；菊花，味甘，苦，性微寒。善清利头目，宣散肝经之热，平肝明目。而枸杞龙眼茶，除了枸杞之外加入了养血宁心的龙眼，此茶适用于气血两虚之目疾。

　　名老中医提示：中医强调未病先防、既病防变，对于疾病最好的治疗方法就是在其未发生、未加重、未演变，预先采取措施，而本病的病程较长，中医治疗可以及早干预，以延缓白内障的发展。药物治疗适宜用于晶珠部分混浊、视力尚好的患者，也就是早期的白内障患者；若病变已深，晶珠混浊明显，进入了成熟期，则药物难以奏效，此时还是需要采用手术治疗。

第四节　白内障手术何时做最好? 有年龄限制吗?

　　何时应该进行白内障手术一直让很多人拿捏不定，在这个时候往往有这样一种声音，它告诉人们白内障一定要等到成熟了才能手术，就像瓜熟蒂落一样。但其实是因为以前受到了手术技术和手术设备的限制，所以手术需要等白内障成熟才能进行。如今，随着时代进步、研究的深入和白内障诊疗设备的更新、技术的发展，目前白内障手术已经发展到超声乳化阶段，手术切口微创化，术后恢复良好，因此白内障手术时机要求也发生了很大变化，手术时间已大为提前，不需要等白内障完全成熟就能进行了。随着眼科的蓬勃发展，2015 年中华医学会眼科学分会白内障及人工晶状体学组提出，白内障手术的目标要从以往的复明手术过渡到屈光性白内障手术，这意味着白内障手术的治疗目标从"防盲"改为

"提高视功能"。

既然已经明确不再需要等白内障成熟，那么在白内障患者的手术时机上也就相对灵活。一般而言，矫正视力（即戴上眼镜以后的视力）低于0.5时，在无手术禁忌证的情况下，就可以进行白内障手术。但由于不同患者对视力需求有明显的差异，因此确定一个严格的具体的视力标准作为白内障的手术适应证是不合适的。随着医学的进步，人均寿命的延长，现在老年人对生活也比以前有了更高的要求，对生活质量也有更高的期待，比如要开车代步，要游山玩水，要健身娱乐，要完成一些年轻时候没有完成的梦想。如果没有一个较好的视力，这些恐怕都难以顺利进行。而且许多老年人也不想再熬过漫长的视物模糊期才手术，是以当白内障的发展引起视力下降影响工作、学习和生活时，即可进行手术。

对于上了年纪的老年人来说白内障手术是否有年龄限制呢？

随着社会老龄化加重、人均寿命的提高，越来越多的老年人有白内障的手术需求，那么只要老年人身体素质良好，慢性病控制良好，血糖、血压、心肺功能情况稳定即可接受白内障手术。大部分情况下白内障手术的时间很短，一般是十多分钟，多无痛苦，对全身其他脏器的影响非常小，因此，除非有严重的全身疾病威胁到手术安全，否则绝大多数高龄患者都能承受手术。

总之，在决定是否施行白内障手术时，医生会充分考虑患者的利益和目前具备的技术条件，帮助患者权衡自身的条件和对视力的要求。

名老中医提示：白内障在全球致盲眼病上依旧是排名第一位，临床上因白内障导致完全失明并不少见，而因为白内障出现并发症致使失明的患者也很多。如果白内障已经严重影响生活，那么就不要等白内障成熟；若等到成熟后才进行手术，反而会增加手术并发症的发生率，影响术后的恢复，最终影响手术效果。当然也希望大家在白内障发展到需要动手术之前就能积极地预防，比如服用一些药膳，如枸杞猪肝汤、银耳山药红枣粥；或者每日做眼保健操都是很好的选择。

第五节　白内障手术前需要做哪些常规检查？

白内障作为国家防盲眼病之一的疾病，目前比较成熟的手术方式有白内障超声乳化吸除术、人工晶体植入术及小切口囊外摘除联合人工晶体植入手术，这些手术方式已广泛用于白内障患者。我们常常见到术前的患者做许多检查，那么为什么白内障术前要做这些检查呢？

首先不同人眼部条件不同，手术的难度也有所不同，所谓知己知彼百战不殆，了解患者眼部条件，有利于手术的设计，也有利于评估术后效果。例如：术前未完善人工晶体度数测量，则术中装晶体度数不明确，影响患者术后裸眼视觉质量，对于高端晶体而言，该项检查尤为重要；若患者术前存在晶体脱位，那术前就要准备晶体张力环，严重者甚至更改手术方式，改做人工晶体悬吊术；若患者存在眼底病变，先完成眼底病变的治疗，以免耽误病情，且术后视力提升可能不佳；若患者眼部有感染灶，则要改期手术。其次为了手术能够安全进行，患者要完善全身状况的检查，最大程度保障患者安全，例如，若患者凝血功能异常，则术后可能存在出血；若患者血糖高，则术中术后感染的风险增加，术后伤口愈合速度缓慢；心电图异常、血压高的患者，术中可能出现心血管意外，需提前治疗心血管疾病。

综上所述，白内障术前的检查必不可少，那应该要做哪些检查呢？

就全身情况的检查而言，肝肾功能、血尿常规、血糖（10 mmol/L 以下）、凝血、输血前四项及心电图、血压等内科检查必不可少，目的是了解患者的基础情况，能不能承受白内障手术。另外，全身疾患未得到有效控制的，例如心血管疾病控制欠佳，糖尿病血糖控制不佳，高血压控制不佳等患者，均不能马上行白内障手术。

对于眼部情况，首先应该了解眼部光学参数测量，为合适的人工晶体植入做好准备，眼球是一个精密的光学器官，角膜曲率、眼轴等屈光相关参数与人工晶体的计算密切相关，是白内障手术前最重要的检查。IOLMaster 是一种能够将角膜曲率、散光、角膜直径、前房深度、眼轴的测量集中于一体的光学测量设备，是目前最先进的人工晶体测量手段。也可以使用 A 超进行眼轴测量，计算人工晶体度数，但对于想使用高端人工晶体的患者而言，最好采用 IOLMaster 检查。角膜地形图可以精确测量角膜曲率、角膜全表面的散光、卡帕角、瞳孔直径等精细的眼球光学参数，有助于优选屈光性人工晶体。然后就是干眼症的相关检查，白内障手术的发展已逐渐从让患者"看得见"到让患者"看得清楚"了，而干眼症会影响患者的视觉质量。随着智能手机及电脑的大量使用，干眼症发病率也在逐年上升，眼部手术也是干眼症的发病因素之一，所以术前干眼症的检查是必要的。如果术前检查患者有干眼症，医生可以提前治疗干眼症，再做白内障手术，以获得更好的术后感受。最后应尽可能了解玻璃体、视网膜、视盘、黄斑区是否正常及脉络膜有无病变。眼底检查对预估术后效果来说很重要。如果伴有眼底病变，即使摘除了白内障，也可能视力提高不明显。这些都需要提前告知患者。B 超、眼底照相或全视网膜激光扫描仪可以探查晶体位置、玻璃体情况及眼底情况，若术前检查角膜内皮细胞计数显示角膜内皮细胞密度低于 1000 个 /mm²，则白内障手术需谨慎，低于 500 个 /mm² 为白内障手术禁忌证；若患者前房浅，则需完善视野、眼压视神经 OCT 等检查，以排除青光眼。

白内障术前检查非常重要，白内障已经不是简单的复明手术。要想术后的视觉质量好，一定要好好配合检查，做好充分的术前检查，以获得满意的效果。

名老中医提示：古人根据晶珠混浊的部位、形态、程度及颜色等不同，将白内障分别命名为浮翳、沉翳、冰翳、横翳、散翳、枣花翳、偃月翳、白翳黄心、黑水凝翳等。圆翳内障是指年龄相关性白内障，年岁日增，晶珠渐混，视而不晰，辨之难明，终致失明的眼病，本病多见于50岁以上的老年人。可单眼或两眼先后或同时发病，病程一般较长。若晶珠灰白混浊明显，瞳神已碍，药之难效，应待翳定障老之后，予以手术治疗。术前应该予以望闻问切四诊检查，收集该病种不同证候的主症、次症、舌、脉特点。还应注意证候的动态变化，以判断患者全身情况是否符合手术。肝肾不足证可以采用补益肝肾，清热明目，方用杞菊地黄丸；脾气虚弱证可以采用益气健脾，淡渗利湿，方用四君子汤；肝热上扰证可用清热平肝，明目退翳，方用石决明散。

第六节　白内障目前的主要手术方法有哪些？如何选择？

目前手术治疗仍然是各种白内障的主要手段，临床上手术方式种类颇多，在这里就简单介绍一下当前白内障的几种主要手术方式（图5-3）。

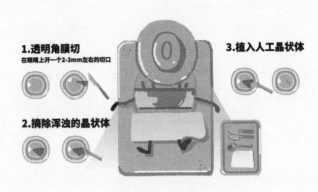

1.透明角膜切
在眼睛上开一个2-3mm左右的切口

2.摘除浑浊的晶状体

3.植入人工晶状体

图5-3 白内障手术

一、白内障囊外摘除术

白内障囊外摘除术是将混浊的晶状体核和皮质摘除而保留后囊膜的术式。手术需在显微镜下完成，对术者手术技巧要求较高。因为完整保留了后囊膜，减少了对眼内结构的干扰和破坏，防止了玻璃体脱出及其引起的并发症，同时为顺利植入后房型人工晶状体创造了条件。术中保留的后囊膜术后易发生混浊，形成后发性白内障，需要再进行后囊膜切开术，目前多选择以YAG激光手术的方式进行后囊膜全开。

二、超声乳化白内障吸除术

超声乳化白内障吸除术是应用超声能量将混浊晶状体核和皮质乳化后吸除、保留晶状体后囊的手术方法。超声乳化技术自 20 世纪 60 年代问世以来，发展迅速，配合折叠式人工晶状体的应用，技术趋于成熟。目前在美国，95% 以上的白内障手术是通过超声乳化完成的，而我国也在日益推广，很多地方已经得到普遍应用。超声乳化技术将白内障手术切口缩小到 3 mm 甚至更小，具有组织损伤小、切口不用缝合、手术时间短、视力恢复快、角膜散光小等优点，并可在表面麻醉下完成手术。随着超声乳化技术的发展，近年来出现了微切口超声乳化术，该技术的最大优点是将白内障手术切口缩小至 1.5 ～ 2 mm，大大减少了组织损伤和术后角膜散光，术后视力恢复更快。

三、人工晶状体植入术

人工晶状体植入术为无晶状体眼屈光矫正的最好方法，多与超声乳化白内障吸除术、白内障囊外摘除术等术式联合应用。人工晶状体按植入眼内的位置主要可分为前房型和后房型 2 种，按其制造材料可分为硬质和软性（可折叠）2 种，均为高分子聚合物，具有良好的光学物理性能和组织相容性。鉴于白内障手术已将混浊的晶状体去除，眼睛作为照相机缺少了"一组镜头",而植入人工晶状体则可以起到替代原来病变的晶状体的作用,植入后可迅速恢复视力、双眼单视和立体视觉。

四、白内障囊内摘除术

白内障囊内摘除术是将混浊晶状体完整摘除的手术,手术操作简单,手术设备及技巧要求不高。但手术需在大切口下完成,且不易植入后房型人工晶状体;此外该术式的玻璃体脱出发生率高,易造成玻璃体疝而引起青光眼、角膜内皮损伤、黄斑囊样水肿和视网膜脱离等并发症,在我国目前已较少应用。

回顾白内障既往发展历史,其实早在一千多年以前,我国及印度等国家就有针拨术治疗白内障的记载,也就是老大夫说的"金针拨内障"。但是这种针拨术的治疗有一定的运气因素,运气好的话,术后就会对明亮的世界啧啧称奇,运气不好的话,可能不仅视力不好,眼睛也变得更不舒服。随着时间推移,近200多年来白内障的手术技术得到了快速的发展,我国古代所流传下来的针拨术也由国医大师唐由之教授改良为钝头扁平拨针,使用术中划破玻璃体前界膜等方法,使并发症大为减少,疗效得到了提高。而在近几十年的发展中,随着显微手术和人工晶状体植入技术的发展应用,使白内障手术有了质的飞跃,针拨术也逐渐退出了历史舞台。目前在临床术式的选择上，通常采用在手术显微镜下施行的超声乳化白内障吸除术或白内障囊外摘除术联合人工晶状体植入术，大多可以获得满意的效果。

　　名老中医提示：时间帮人们过滤了一些不再适用于现在的手术，也给人们选出了更优质的手术方式。但如今困扰人们的除了术式的选择之外，还有人工晶体的选择。在这里给大家简单地分析一下，首先，用眼需求是最重要的参考因素。如果已经习惯戴老花镜，术后不需要太多近距离用眼的老年人群，单焦点非球面人工晶体通常就可以满足日常需求，可以作为主要的选择。而对于一些年轻的患者，或者抗拒戴老花镜的老年患者，在经济条件允许的情况下，多焦点人工晶体是更好的选择，可以将近视、散光、老花眼连同白内障一起治疗，术后无须戴眼镜就能正常读书、看报、刷手机，尤其适用于45岁以上的近视人群和老花眼人群。人工晶体的材料和设计在不断更新，种类繁多，各有优劣，需依据自身经济条件、视觉要求、眼内情况等多方面选择人工晶体。

第七节　白内障术后要注意些什么？

在经历了白内障手术之后，依然会对接下来的生活有各种各样的担忧，在这里给大家汇总一下需要注意的事情。

（1）术后第一天术眼要包盖，目的是减少眼球转动，使眼睛得到充分的休息。除吃饭、上厕所外，尽量卧床静养，睡觉选择仰卧位或术眼对侧的侧卧位，不能压迫术眼。

（2）术后第一天到医院复查摘纱布，检查术后眼部情况，并确定下一次复诊日期。一般为一周、一个月、三个月，请准时到门诊挂号复查。不要自作主张停止复查，因为一旦有异常情况需要及时处理。期间如果眼睛突然出现胀痛、红、视力下降，恶心或者呕吐，请及时就医。

（3）术后的生活中也要防止磕碰术眼，以免造成伤口裂开、前房积血、人工晶体移位等并发症。同时要保持术眼卫生，两周内术眼不能进脏水，特别是洗脸洗头时，必要时建议由他人帮助洗头以避免眼睛进水（如在理发店洗头）。

（4）术后患者眼部会有轻微的异物感或眼胀不适等酸涩感，不用紧张，以上症状通常在 1～2 天会缓解。对于白内障较重的患者，术后的前几天患者可能会因角膜水肿而视物模糊，这是正常现象，遵医嘱用药之后水肿会逐渐消退，看东西也会一天比一天清楚。

（5）术后请按照医嘱准确按时点药。具体情况需要遵从医生建议，不要随意停药或者滥用药物，以免造成不必要的眼部问题。在滴眼药前，请先洗手；滴眼药时，请不要拉上眼皮，可用手或借助棉签（与眼睑平行）向下拉眼皮，然后将眼药轻轻滴入下穹隆部，同时眼药水瓶口不要碰触到眼睛。使用不同滴眼液时，期间需要间隔 5 分钟。对于年龄大的患者建议让家人帮助点眼药水或药膏。

（6）由于人工晶体会比患者自身的晶体更加透明，术后初期患者会有双眼视物明亮度不同的感觉，术眼可能会有视物发亮、发白、发蓝等感觉，需要一段时间恢复和适应，应适当用眼，避免疲劳。术后早期如不适应突然明亮的感觉，或自觉有畏光现象及需要处于光线强的环境时，建议佩戴墨镜，防止强光及灰尘进入。

（7）术后大多可以正常生活，建议一周内尽量不要做家务做饭，也要避免剧烈活动，如用力咳嗽，打喷嚏，弯腰提重物；保持大便通畅，如果大便干燥需要服用润肠药或者局部使用开塞露帮助排便，避免过度用力；更不要用力低头摇头等动作，热爱广场舞活动的患者也需要暂停一小段时间。可做一些不费力的家事，如浇花喂鱼，可以在安全清洁的环境中散步。

（8）术后注意营养的均衡摄入，多食蔬菜水果，优质蛋白及粗纤维等易消化饮食。忌烟酒，少食辛辣刺激食物。患者应及时舒解忧虑烦闷的状态，保持心情开朗。

（9）术后也要注意不要用眼过度，有些老年患者，因白内障术后视力好转，容易出现疲劳用眼的情况，长时间阅读或看手机、电视，这样是不可取的；应适当的少看书报、电视、减少电子产品的使用，少做费眼的精细活；保证睡眠，使眼疲劳及时缓解。

（10）一般术后 3 个月可做验光检查，必要时配一副矫正视力眼镜（近视镜或者老花镜），调整看远或看近的视力，以达到最佳的视觉效果。

（11）糖尿病及高血压等有其他慢性病的患者请注意控制好血糖血压等指标，全身情况良好有利于眼部的恢复及减少并发症。双眼高度近视合并白内障的患者，在刚做完一只眼睛的时候，双眼会出现明显的屈光参差，有时会觉得立体感变差，甚至出现眩晕等不适，平时需要格外注意生活情况，特别是上下楼梯需要仔细观察避免误判楼梯位置而踏空摔伤，同时建议在患者身体情况适宜的状态下尽快计划另一只眼的手术。

（12）在进行内眼手术后会有一部分患者出现干眼症状，可能会有眼干眼涩，异物感，烧灼不适感，容易受外界刺激出现流泪等，通常干眼的症状并不严重，复查时医生会根据不同的术后情况，予局部点用的滴眼液以润滑眼表补充泪液，患者的干眼症状也会逐渐缓解，经治疗，以上不适多不超过半年。如果是术前就已经确诊有干眼症的患者，术后的干涩不适感会更加明显，需要坚持用药治疗的时间也更长。

（13）如果患者术后自觉视力下降，视物越来越模糊，那么很有可能是出现了后发性白内障。因为白内障手术会保留人眼自然晶体的囊袋，并将人工晶体置入囊袋内，从而保持晶体最佳的位置。但随着术后时间变长，眼内残存的上皮细胞会出现增生，大概有 3% ~ 10% 的患者细胞会增生到瞳孔中央，影响视力。通常越年轻的患者增生能力越强。当患者术后数月到数年，发现视力较刚手术后明显下降了，可以找医生复诊，根据情况判定是否需要进行激光治疗或者进行后囊膜切开的手术。

　　名老中医提示：对于白内障术后干眼症，治疗上除了局部点用眼药水之外，还可通过眼局部的中药熏洗、耳穴压豆及针灸治疗来缓解症状。至于后发性白内障，除了激光和手术治疗外，也可以通过辨证施治服用中药进行早期干预来降低其发生的概率。此外，多种中医护理措施联合应用，可发挥更好的效果，减轻患者术后不适感，降低术后并发症的发生率，促进患者术后视力恢复，改善患者预后。

第八节　白内障做完手术还会再长吗？怎么治疗？

　　白内障患者经常会问，白内障手术后还会再长吗？听说有人做完白内障后一开始视力很好，但没几年视力又下降了，这是又长白内障了吗？

　　其实这要根据每个人的具体情况和采用的手术方式来加

以分析。如果把眼睛比作一台相机，那么晶状体就是相机的"镜头"，并被一个透明的囊袋包裹着。

若采用白内障囊内摘除术，也就是"镜头"和"袋子"一起摘掉，术后是不会再长白内障的，但此类手术并发症较多，且不能植入人工晶体，术后视力恢复不佳，现已较少采用。

若采用白内障囊外摘除术、白内障超声乳化术等，在手术过程中，医生会在保留"袋子"的基础上，将已模糊的"镜头"打碎吸除，然后在囊袋中植入一块人工透明的新镜头（人工晶体），白内障手术就完成了。由此可见，通过手术，模糊的"镜头"换成了透明的"人工镜头"，如果没有特殊情况，这块人工晶体将伴随患者一辈子，不需要更换，人工晶体是不会再次变成白内障的。

因此，可以肯定地回答，白内障做完手术后是一定不会再长白内障的。

那为什么做完白内障手术后，视力又会再次下降呢？

造成视力下降的原因有很多，除白内障以外，其他如青光眼、黄斑变性、糖尿病视网膜病变、视神经炎等各类眼病，均会导致视力下降，视物模糊。若白内障术后出现视力下降，应尽早去医院就诊，排除其他眼病。

什么是后发性白内障？

白内障术后有一部分患者的后囊会出现混浊而影响视力，即原本在术中保留的透明"袋子"，会再次出现乳白色混浊，这种情况叫作后发性白内障，俗称"后发障"，一般在术后 3 ~ 5 年内出现。

后发性白内障的发生往往和患者的年龄有关，年龄越小，新陈代谢越旺盛，"后发障"就越容易发生。儿童先天性白内障在术后发生"后发障"的概率几乎为 100%，而老年人的发生率则大大减少。只是单纯的后发性白内障，无其他眼病的影响，患者不必过于担心，只须前往眼科门诊进行一次 YAG 激光治疗，可再次获得较好的视力。

YAG 激光治疗是什么？

采用 YAG 激光后囊膜切开术治疗后发性白内障是一种简单、安全且有效的方法，利用激光能量，将后囊膜中央打开出一个透明区域。该治疗在门诊操作即可，无须前往手术室，术前医者需与患者耐心沟通，尽量缓解紧张情绪，患者配合度越高，操作过程越顺利，整个过程有 5 ~ 10 分钟，患者无特殊不适感。如后发性白内障是很坚硬的机化膜，YAG 激光不能切开，只能通过手术将"后发障"切除。

名老中医提示：后发性白内障的发生多因目中脉络损伤，气血凝滞，目失濡润，残存的晶珠组织失养而变混浊；或白内障手术时因摘除不干净，残存的晶珠组织再生而形成。临床以气滞血瘀、血瘀夹风为多见。

第九节　白内障手术可以双眼同时做吗?

眼睛是心灵的窗户，它是我们认识世界和感受世界很重要的一种途径。但随着岁月流逝，"窗户"也会蒙上一层"纱"，这就是通常所说的白内障。大部分患者都是双眼同时患有白内障，术前患者经常会问："白内障可以双眼同时手术吗?"

患者常常认为双眼同时手术省时省力，一次住院就可以治好双眼的问题；但从医生角度来看，并不是双眼一起做白内障手术有技术上的难题，而是双眼同时手术存在较大的医疗风险，通常都不建议这样做。

一、为什么不建议双眼同时手术呢?

第一，感染问题。白内障手术最严重的并发症莫过于眼内炎，眼内炎的发生与患者自身的情况、致病菌都有关系，一旦发生眼内炎，后果将非常可怕，严重甚至会失明。通常眼内炎在术后一周左右发生，若没发生眼内炎，才能进行另一只眼的手术，所以一般观察时间为一周左右。

虽然为了避免感染的可能，已经在术前采取了给患者局部点用抗感染的眼药水、冲洗泪道等手段，在术中也严格遵守无菌操作的规范，但仍然无法完全避免感染的可能，尤其是出院后患者自己护理不当，都有可能造成眼内感染。而且这种眼内感染的结果对于患者视力有可能是毁灭性的，即便发生的概率非常低，但还是建议尽量选择单眼手术。

第二，手术效果。先做一只眼的手术，有助于医生对已行手术眼睛的术后效果，包括屈光状态、术后反应等进行观察，根据需要可能会对另一只眼手术的术前准备及术中方案做出调整，让患者手术后更快更好地恢复，获得更好的视觉质量。

第三，术中的考验。双眼同时做手术，不仅对术者要求更高，同时也是对患者的考验。因为白内障手术一般情况下是局麻，有时甚至只须在表麻下即可完成，手术过程中需要患者的配合，要求眼睛始终注视前方灯光，不能随意转动。如果双眼同时手术，则手术时长相对更长，对患者考验更大，手术风险更高。

第四，术后恢复期的影响。眼科术后需遮盖术眼，且视觉恢复需要一定的时间，术后必须遵照医嘱滴用眼药水，并且定期复诊，以便根据病情调整治疗方案，有何异常可及时发现，对症处理。若患者双眼同时失去视觉功能，对患者的正常起居生活造成巨大困扰。

二、有哪些特殊情况下可选择双眼同时手术呢？

比如儿童先天性白内障需做全麻手术，出于对患儿全身情况的考虑，医生一般不进行二次全麻，这种情况下会考虑双眼同时做。或者是贫困偏远山区的高龄患者，白内障病情很重，鉴于时间、医疗资源和就诊条件等原因，在取得患者及家属理解并同意的情况下，亦可选择双眼同时进行白内障手术。

名老中医提示：人体是一个复杂的生物体，而不是一个简单的机械，同一个患者两只眼的情况可能完全不同，同样都诊断为白内障，每个人的眼部情况还会有千差万别。两只眼分开做，可以把风险降到最低。同时，通过对前一只眼的手术过程和手术后效果的观察，医生对于第二只眼会积累更多的经验，并做出更有利于患者的调整。在国外也有过关于这方面的讨论，到底是双眼同时手术好还是单眼手术好，现在绝大部分医生常规情况下侧重于做单眼手术，只有在个别特殊情况才会双眼同时做手术。

第六章

警惕青光眼，可能就在你身边

第一节 为什么称青光眼是"视力的小偷"?

青光眼在全球是仅次于白内障的第2位致盲眼病,第1位不可逆性致盲眼病。当青光眼患者因不适来医院就诊时,三分之二的患者已发展至中晚期,视力已严重受损,错失了治疗的最佳时期。以往老年患者占绝大多数,但是近年来青光眼已经出现年轻化趋势,中青年人青光眼发病率逐渐提高。

现在就跟大家聊聊青光眼到底是什么?青光眼有什么危害(图6-1)?

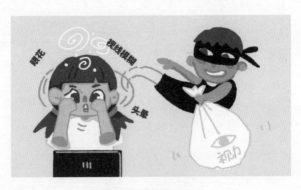

图6-1 警惕青光眼

青光眼是一组严重威胁和损害视神经及其视觉通路,最终导致视觉功能损害的眼病,主要与病理性眼压升高有关

（极少数患者眼压正常）。如果眼压升高或大幅度波动超过了眼内组织所能承受的限度，将给眼内组织，尤其是视神经及其视觉通路带来损伤。青光眼最终导致的是视神经损害，这种损害目前是无法逆转的，最终将发展为视神经萎缩，丧失视功能，危害极大。

青光眼造成的损害进展很慢，一般是从视野受损开始，在病发初期不易察觉，偶尔的眼胀痛，总以为是用眼过度或是头痛表现，以至于大部分患者常常不知道自己患有青光眼。直到出现急性大发作，出现剧烈眼痛、头痛、视力急剧下降，才去医院就诊，此时患者视力已经严重受损。因此，青光眼常常被称为沉默的"视力的小偷"。

青光眼的诊断与其他疾病一样，依赖病史、临床表现及专科检查，还需综合考虑患者的年龄、现病史、既往史、家族史，是否患有其他眼病或全身疾病等。

青光眼最基本的检查项目有眼压、房角、视野和视盘检查。临床上有效治疗方法就是降低眼压，也是目前唯一经过严格证实的方法。房角的开放或关闭是诊断闭角型或开角型青光眼的依据。青光眼的视野缺失与疾病发展密切相关，并具有一定特征性。视盘改变是诊断青光眼的重要标志。

名老中医提示：青光眼在中医属于"五风内障"的范畴，古人以风命名，说明病势急剧，疼痛剧烈，变化迅速，危害严重。中医认为多因情志抑郁，气机郁结，肝胆火炽，神水积滞所致。常多见于思虑过度、情志抑郁者，临证多采用中西医结合的方法进行救治。

第二节　哪些人是发生青光眼的高危人群？

首先，需要认识到任何人都有可能患青光眼，无论是婴幼儿还是老人，而以下 7 个方面的相关人群更应提高警惕。

第一，年龄。青光眼随着年龄增大，发病率增加，尤其是 40 岁以上人群。

第二，性别。女性青光眼患者发病率高于男性。

第三，家族遗传史。有青光眼家族病史的人，发病率较其他人高。

第四，用药史。长期局部或全身使用激素药物，需特别警惕激素性青光眼的发生。

第五，与青光眼有关的其他眼病史。有高度近视、远视、眼外伤、眼底出血、炎症、眼部肿瘤及各种内眼手术的患者。

第六，全身性疾病。有高血压、糖尿病、甲状腺功能异常、心血管疾病、血液流变学异常等全身性疾病的患者应注意定期筛查。

第七，生活起居。有吸烟、酗酒、喜怒无常、熬夜、黑暗环境玩手机等不良习惯者。

不论是高危人群还是普通人群，都建议每年进行 1～2 次正规的眼科体检，完善视力、眼压、裂隙灯、房角、眼底、视野等检查。这样不仅能在早期发现青光眼，而且是预防其他眼病的最简单且有效的方法。

如果在眼科体检中发现眼压升高，或者眼压正常却存在视神经损害、视野缺损，推荐进行 24 小时眼压测量。连续的 24 小时眼压监测和分析，可以了解全天眼压的波动趋势，了解基础眼压、眼压的峰值和峰时，明确目标眼压，对于青光眼的早期诊断、指导个性化治疗有着不可替代的重要作用。

需要特别强调的是，青光眼晚期的治疗并不是花多少钱或到大医院，就能治愈，或重见光明。青光眼已造成的视觉损害是不可逆转的，所以一定要做到及早发现，及时诊断和治疗，定期复查，绝大多数青光眼患者都可以保留有效的视力。

名老中医提示：五风内障为绿风内障、青风内障、黄风内障、黑风内障、乌风内障之合称。绿风内障类似于急性闭角型青光眼急性发作期，青风内障类似于原发性开角型青光眼和急性闭角型青光眼临床前期，黄风内障类似于绝对期青光眼，黑风内障类似于慢性闭角型青光眼，乌风内障类似于继发性青光眼。

中医认为其病机为各种原因导致气血失和，经脉不利，目中玄府闭塞，神水瘀积。青光眼的发病多与肝、胆、肾相关，虚实夹杂，素有阴精气血的不足，在七情、风痰等因素的作用下发病，至病变晚期以虚证为主。治疗上，不仅要治疗患眼，还要发挥整体观念与辨证论治的优势，重视全身治疗，通过平肝息风、清热明目、疏肝理气、补养肝肾等不同的治疗方法，达到阴阳平和、气血调顺的目的。中西医联合治疗在青光眼眼压的稳定、视功能保护等方面发挥更好的作用。

第三节　青光眼的症状有哪些?

开角型青光眼早期几乎没有任何症状，因此大多数的患者根本不知道自己患有青光眼。随着时间的推移，当病变进展到一定程度，患者才有视物模糊、眼胀、头痛等感觉。视野的缩小通常是从鼻侧开始，由于这种视野丢失的速度很缓慢，所以很多人无法判断出自己的视野是否正在发生变化。随着疾病的恶化，视野进一步缩小，患者行走时可能常被绊倒或踢到周边物品等现象。

急性闭角型青光眼患者在生活中时常有不典型的小发作，患者仅轻度眼部酸胀、头痛，可能被误认为是用眼过度、视疲劳，视力影响不明显，但有雾视（眼前似水雾遮挡）、虹视（看灯光有彩虹样光圈）现象。常在傍晚发病，发作时间短，经休息后可自行缓解。如未及时诊治，以后发作间歇缩短，每次发作时间延长，可向急性发作或慢性转化。

闭角型青光眼急性大发作时，会出现剧烈的眼痛、同侧头痛、恶心呕吐、眼红、视物模糊、虹视等症状。患者会误认为患了急性胃肠炎或者偏头痛，此时如果得不到及时治疗，很可能会导致失明。因此，若出现上述症状，千万不能自己吃感冒药或止痛药，认为"忍忍就好了"，请立即前往正规医院，排查是否为青光眼急性发作。

慢性闭角型青光眼常缺乏自觉症状，如果检查不够细致全面的话，常误以为是老年性白内障引起的视力下降。虽进展缓慢，但如果不及早干预，持续高眼压将引起视神经损害和视野缺损，也会导致失明。因此全面细致的眼部检查（尤其强调房角的检查），详细的询问病史，对患者眼健康的保障都非常重要。

"没有症状不表示没有青光眼，眼压正常不能排除青光眼"，需要留意是否有眼胀、眼痛、雾视、虹视、视野的变化，留意自己是否具备患病的高危因素，定期检查监控视力、眼压、视野、眼底的变化，做到早发现、早诊断、早治疗。

名老中医提示：本病多采用中西医结合治疗，待眼压控制稳定后，应采取手术治疗，术后眼压已控制者，可采用益气活血利水法，以保护其视功能。另外，可配合行针刺治疗，可缓解头目疼痛及恶心、呕吐等全身症状，对视功能有一定的保护作用，主穴常选用睛明、风池、太阳、四白、合谷、神门、百会，根据患者全身症状辨证配穴，比如疼痛严重者可于大敦、合谷、角孙、太阳等穴点刺放血；恶心呕吐明显者可加内关、胃俞；气火上逆者选行间、太冲；肝郁气滞者选三阴交、丰隆、内关、太冲。

第四节　青光眼的分类?

青光眼是常见而复杂的眼病，种类很多。可根据病因学、解剖学、发病机制等来分类，常见的分为原发性青光眼、继发性青光眼和发育性青光眼。

一、原发性青光眼

原发性青光眼是临床上最常见的类型，传统上可以分为开角型青光眼和闭角型青光眼两类。根据发病的急缓，原发性闭角型青光眼分为急性和慢性两种。

（一）原发性开角型青光眼

又称为慢性开角型青光眼，在早期几乎没有症状。只有在病变进展到一定程度时，患者才有视力模糊、眼胀、鼻根部疼痛和头痛等感觉，甚至出现与闭角型青光眼类似的虹视和雾视。到了晚期，双眼视野都缩小时，则可有行动不便和夜盲等现象。部分患者在早期还存在变性近视加深表现，常有视疲劳。

（二）原发性闭角型青光眼

（1）急性闭角型青光眼

表现为眼压突然增高导致剧烈眼痛、眼胀且伴有眼表充血，瞳孔散大、视力急剧减退、头痛、恶心、呕吐等。急性闭角型青光眼的发作经常被误认为头疼而延误眼科治疗导致视力的严重损害。急性闭角型青光眼多见于40岁以上女性，与气候变化有明显联系，有一定遗传因素。

（2）慢性闭角型青光眼

表现为病程进展缓慢，眼压增高无明显症状，发作时轻度眼胀、头痛、阅读困难，常有虹视（看白炽灯有彩虹光晕），最后导致视野缺损、视盘凹陷及萎缩才就诊。此类青光眼多见于50岁左右男性，因其少有自觉症状，到晚期具有失明的危险性。慢性青光眼有家族遗传性，家族中有慢性青光眼的需随诊观察。

二、继发性青光眼

继发性青光眼是指由眼部及全身疾病引起的青光眼，病因颇为复杂，种类繁多，现仅简述最常见的几种继发性青光眼。

（一）屈光不正（即近视、远视）继发青光眼

此类患者的临床特点是自觉视疲劳症状或无明显不适，戴眼镜无法矫正视力，易误诊，故有屈光不正病史的患者一

且出现无法解释的眼部异常时，应及时找对青光眼病有丰富临床经验的医生做详细检查。

（二）角膜、葡萄膜的炎症继发青光眼

眼内炎症引起房水混浊，睫状肌、虹膜、角膜水肿，房角变浅，或瞳孔粘连，小梁网阻塞，房水无法正常排出引起眼压升高。目前西医对此病一般用抗生素、激素对症治疗，但病情容易反复发作，迁延难愈。

（三）白内障继发青光眼

白内障是每一个人或早或晚都需要面对的疾病，晶状体混浊。在发展过程中，水肿膨大，或移位导致前房相对狭窄，房水排出受阻，引起眼压升高。

（四）外伤性青光眼

外伤所导致的眼部结构改变，有可能使房水分泌失常、排出途径受阻继发青光眼。不少此类患者在当时经一期外伤处理后，就认为好了，不再治疗和观察，一旦发现视力下降，往往已出现视神经萎缩，造成严重的视力损害。

（五）激素性青光眼

长期滴用或全身应用糖皮质激素，可以引起眼压升高。眼压升高的程度与所滴药物的浓度、频率及持续用药时间有

关。临床表现与原发性开角型青光眼相似。此病在很大程度上需依靠用药史来确诊。多数病例停药后眼压可逐渐恢复正常。少数患者停药后眼压仍持续升高，必要时需要手术治疗。

（六）新生血管性青光眼

新生血管性青光眼是虹膜和小梁表面有新生的纤维血管膜，导致周边虹膜前粘连，阻碍房水排出引起的青光眼。由于新生血管容易破裂，反复发生前房积血。本病极顽固，用一般的抗青光眼药物及滤过性手术往往无效。患者眼部充血，角膜水肿，剧烈眼痛、头痛，常导致失明。虹膜新生血管常继发于某些引起视网膜缺氧的疾病，如视网膜中央静脉阻塞、糖尿病性视网膜病变、视网膜静脉周围炎、恶性黑色素瘤、视网膜母细胞瘤、视网膜脱离等，尤以前两种病比较多见。

三、发育性青光眼

发育性青光眼是一类在胚胎期和发育期内眼球房角组织发育异常所引起的青光眼，多数在出生时就存在异常，但可以到少年时期，甚至青年期才发病而表现出症状和体征。对于这一类的患儿，定期眼科体检就尤为重要。尤其当小朋友因视力下降导致成绩下滑时，家长应引起重视，不单单是配一副眼镜那么简单，详细的检查是很有必要的。

名老中医提示：青光眼的分类方法多样，虽然最终都表现为典型的青光眼性视神经病变，但是其分型不同，所对应的临床表现、治疗也不同，因此早期筛查及正确的诊断分型非常重要。

第五节　青光眼该如何治疗?

青光眼作为致盲性眼病，严重威胁着人们的视觉健康，因此如何治疗青光眼也成为许多人密切关心的问题。目前临床上该病的西医治疗方法大体包括药物治疗、激光治疗和手术治疗三类，尽管单纯的西医治疗青光眼取得了不错的效果，但对于青光眼的慢性期，中西医结合治疗显示出一定的优势。近年来，广大医药工作者在中西医结合治疗青光眼方面进行了大量有益地探索，相关研究表明，中西医结合治疗在更有效地控制眼压、保护视神经、延缓疾病进程方面有疗效。那么下面将具体地介绍青光眼治疗的中西医"武器"。

一、药物治疗

目前药物治疗是青光眼疾病的首选治疗手段，也是应用最为广泛和便捷的治疗方法。药物治疗适合于大部分类型青光眼。在这里就给大家介绍一下青光眼的常用药物。首先就是最受关注的降眼压药物，目前临床上常用的主要分为以下几种：

（1）拟胆碱药（缩瞳药）：毛果芸香碱；

（2）β 肾上腺素受体阻断剂：噻吗洛尔、倍他洛尔、卡替洛尔、美替洛尔；

（3）α 肾上腺素受体激动剂：溴莫尼定；

（4）碳酸酐酶抑制剂：乙酰唑胺、醋甲唑胺、布林佐胺；

（5）前列腺素衍生物：0.0015% 他氟前列腺素、0.03% 贝美前列腺素、0.005% 拉坦前列腺素、0.004% 曲伏前列腺素；

（6）全身用高渗剂：20% 甘露醇，50% 甘油。

由于单一药物的使用有一定的限制，以及单一药物对部分患者降低眼压效果不佳。于是就研发出了复合制剂，相当于两个单药相加，能够更好地把眼压稳定在安全目标内，并且避免了频繁点眼药水，减少了眼药水防腐剂的眼表损害，从而减少不良反应，提高安全性。如现在已经上市的有：派立噻（布林佐胺＋噻吗洛尔）、派立定（布林佐胺＋溴莫尼定）、克法特（贝美前列腺素＋噻吗洛尔）。

除了上面提到的降眼压药物，在青光眼的治疗中还相应地给予改善循环、营养神经的药物，如甲钴胺和胞磷胆碱钠等。但是如果患者通过药物治疗无法控制眼压在安全水平，并且视野和视盘损害有加重倾向，那么须选择考虑进行激光治疗或者手术治疗。

二、激光治疗

和手术治疗相比，激光治疗创伤小、风险小，发生并发症的概率也相对小。并且如今激光可以作为门诊手术，几分钟内完成，方便快捷地起到降低眼压的作用。开角型青光眼激光治疗可选择氩激光小梁成形术；闭角型青光眼适宜选择YAG 激光虹膜切开术；难治性青光眼，如新生血管性青光眼，多采用激光睫状体光凝术。

三、手术治疗

对于降眼压药物治疗或激光治疗后不能达到目标眼压、视神经形态损伤或视野损伤进展、不能耐受降眼压药物治疗的患者，可考虑手术治疗。目前临床上主流选择的术式为以下几种：

（一）小梁切除术

小梁切除术是治疗青光眼的经典手术方式，目前改良术式常在术中及术后应用抗代谢药物（如 5- 氟尿嘧啶和丝裂霉素 C），另外还有外置可拆除缝线的复合式小梁切除术。

（二）非穿透性小梁手术

相对传统小梁切除术，其对眼内组织损伤小，并发症少，术后反应轻。

（三）青光眼引流装置植入术

适用于滤过性抗青光眼手术失败者和（或）降眼压药物治疗无效者，也可作为部分具有滤过性抗青光眼手术失败高危因素患者的首选手术方式。其中，青光眼引流阀植入术是目前我国难治性青光眼滤过性手术的首选术式，其前提条件是前房具有足够深度。

（四）微创青光眼手术

微创青光眼手术是近年来新流行的一种手术方式，有着微小切口、不损伤结膜的优点。该术式降低眼压的幅度均弱于传统小梁切除手术，但其安全性优于小梁切除手术，损伤小，操作较为简便，因此多适用于轻度到中度开角型青光眼。

四、中医治疗

青光眼属中医学中"五风内障"范畴，并且中医对青光眼的认识源远流长。早在一千多年前就认识到："此疾之源，皆因内肝管缺，眼孔不通所致也，急需早治。"同时认为眼与脏腑、经络、气血等息息相关，不仅要治疗患眼，还要调整有病的机体。根据每个人身体情况的不同可以个性化调整中药，给予综合治疗。

其中闭角性青光眼，多以肝经风热、肝火上炎、肝阳上亢为主；而开角性青光眼则多与肝气郁结、肝阴虚损、肝肾阴虚有关。治疗上常采用疏肝清热、利湿化痰、清肝泻火、平肝潜阳、舒肝解郁、柔肝滋阴、补益肝肾等方法。临床上常用的中药汤剂有丹栀逍遥散、绿风羚羊饮、将军定痛汤、阿胶鸡子黄汤、加减驻景丸等。对于不方便服用中药汤剂的患者也可给予中成药进行治疗，如益脉康片（滴丸）、复明片、杞菊地黄丸、石斛夜光丸、逍遥丸等。

中医治疗上除了选择药物也可以使用针灸疗法，如毫针刺穴、耳针取穴、梅花针。针灸对青光眼的治疗有着悠久历史，并且近年来不乏研究报道。临床发现，在青光眼急性发作时，针灸有显著止痛效果；在早中期治疗青光眼过程中，采用针灸疗法往往能提高治疗效果，除了有降眼压作用，还能在一定程度上改善青光眼患者的球后血流状况，有加速患眼受损视网膜功能恢复的可能性；而对于中晚期青光眼，通过针灸治疗也可保护视功能。因此，针灸可作为青光眼的治疗方法之一。

名老中医提示：对于青光眼患者而言，无论是西药还是中药治疗，都不能从根本上解决房角阻塞问题。所以面对原发性闭角型青光眼、先天性青光眼及晶状体源性青光眼，应尽快考虑手术治疗。但是手术并不是万能的，对于青光眼术后眼压控制不好的患者也可配合使用中医治疗，除了已经提过的中医治疗外，在这里也给大家推荐几款青光眼患者适宜服用的药膳：红枣蜂蜜水、梅花粥、决明子茶。总而言之，对于青光眼患者，中西医结合治疗往往可以取得更优的效果。

第六节　青光眼做了手术能恢复视力吗?

青光眼手术的目的在于，降低眼内的压力，防止高眼压继续对视神经造成损伤，从而减缓或终止青光眼病情的进展。手术本身不能提高患者的视力。因此，手术后视力不提高是正常现象。

那么青光眼手术成功率高吗？影响青光眼手术成功率的因素有很多，如疾病发现是否及时、发现时病程长短、病情严重程度、青光眼类型、手术方式的选择、既往手术次数、是否合并其他眼部及全身疾病、患者自身条件如年龄、营养状况等。

青光眼治疗是一个长期甚至终身的过程，有时一次手术并不能解决问题，可能需要术后继续依赖药物治疗甚至再次或多次手术。这是因为，无论哪种类型的青光眼手术方式，设计思路基本是人为建立一条引流通道，通过这个通道将眼内房水引流至眼外起到降眼压目的。但由于人体修复功能及个体化差异等多种原因，随着时间延长这个"引流通道"可能会逐渐阻塞导致眼压再次升高，故青光眼手术会有一定失败率。

手术后视力继续下降，除了上述短时间的视力改变因素外，还可能存在以下因素。

抗青光眼术后，病情仍有进展，视神经仍然有进行性损伤，从而导致视力继续下降。原因可能是术后眼压没有得到有效控制或者下降的幅度不足，没有达到手术的目的，眼压没有降低到预期值，仍然在损伤患者的视神经。如果是这种情况，必须通过再次手术或者增加降眼压的药物治疗，以达到控制眼压的目的。眼压得到有效控制后，多数患者病情就会得到控制，病情不再进展，视力就不会再继续下降。

但对于少数患者，尤其是对于晚期患者或者正常眼压性青光眼患者，即使眼压得到适当的控制，病情仍然在进展，视神经不断损伤，视力继续下降。这部分患者，视神经损伤的因素除了眼压以外，可能还存在供血不足等因素。因此，除了积极降低眼压外，还要进行眼球血液供应的相关检查，发现问题后及时给予治疗，才能防止病情进一步发展。

青光眼手术多见于中老年人，这些患者多存在着不同程度的白内障。随着年龄的增长，白内障也会不断地加重，造成视力的下降。部分患者在抗青光眼术后，白内障进展可能会加速，晶体混浊程度增加，视力下降会加快。对于此类患者，如果白内障加重到一定程度，影响了患者的生活或工作质量，就可以考虑做白内障手术，手术后白内障造成的视力下降会得到恢复。如果青光眼和白内障同时发生，那么也可以行青光眼白内障联合手术，做到了一次手术解决两个问题。

　　名老中医提示：青光眼治疗以手术及降眼压药物为主，并不能完全阻止视神经的损害，且术后并发症时有发生，药物长期使用副作用大。中医药在视神经保护方面有独到的疗效，已经有大量的抗青光眼实验与临床研究，其中单味药丹参、葛根素、银杏叶、川芎嗪等活血化瘀的中药对保护视神经和改善视盘微循环有独特的优势。

第七节　中医如何认识青光眼？

　　中医自古以来就有对青光眼的记载，其名曰五风内障，包括绿风内障、青风内障、黄风内障、黑风内障及乌风内障。古人以风命名，说明病势急剧，疼痛剧烈，变化迅速，危害严重。《医宗金鉴·眼科心法要诀》载："瞳变黄色者，名曰黄风；变绿白色者，名曰绿风；变黑色者，名曰黑风；变乌红色者，名曰乌风；变青色者，名曰青风。"《目经大成·五风变》谓："此症乃风、火、痰疾烈交攻，头目痛急，金井先散，然后神水随某脏而变某色，本经谓之五风。"因其瞳神皆有大小、气色的变化，后期多伴晶珠混浊，故称五风内障。

在致病因素上，古人也有他们详尽的记载。《眼科龙木论》所述青风、绿风内障的病因，强调与情志有关。明代《证治准绳》在论及青风、绿风内障时均明确指出"竭劳心思，忧郁忿恚，用意太过……火郁忧思，忿怒之过"等病因，与现代临床观察非常吻合。《原机启微》就把本病放在"气为怒伤，散而不聚"之病因。类曰："……七情内伤，脾胃先病，怒七情之一也，胃病脾病，气亦病焉。"《阴阳大论》中说："是厥阴肝主木，在志为怒，怒则伤肝。伤脾胃则气不聚，伤肝则神水散，何则？神水亦气聚也"，强调情志内伤，而病位则在肝脾。根据"血行气行""气滞血凝"的理论，认为血与气是不可分离的。血有形，气无形，两者协调，不能偏差。血是代表房水，气则表示推动力量，如果不能协调，便会发生病变，推动力量有问题，房水疏通就不正常，眼内压就要增高。《证治准绳》对五风内障的病因分别论述道："青风内障证……阴虚血少之人，及竭劳心思、忧郁忿恚、用意太过者……绿风内障证乃青风变重之证……亦由痰湿所攻，火郁忧思，忿怒之过……黑风内障证……与绿风候相似……乃肾受风邪，热攻于眼……乌风内障证……风痰人嗜欲太多，败血伤精，肾络损而胆汁亏，真气耗而神光坠矣。"至于黄风内障证，则因绿风内障"旧则变为黄风"。更加明确指出七情，尤其是忧思郁怒是引发本病的重要因素，导致肝肾功能失调。

　　青光眼的辨证分型较为繁杂，尚缺乏统一的标准。虽然不同医家对青光眼的辨证分型不尽相同，但是都突出了情志在青光眼发病中的重要作用，治疗上多从肝入手。历代医家发现青光眼患者多性情急躁，或平时忧郁多思，在劳累、失眠或精神刺激等因素影响下发生本病，因而历代医家普遍认为本病发病与七情有关。七情所犯，最易伤肝，导致肝气郁结，郁而化火，火动，阳失潜藏，阳亢则风自内生，风火相煽，上冲巅顶，因而导致本病的发作。七情不畅，最易伤气。气机升降失常，可影响脏腑、气血、津液等的升降出入运动异常，或表现在全身，或表现在局部。表现在目可导致眼内气血瘀滞，脉道阻塞；并由于肝病犯脾，脾失健运，使眼内津液代谢失常，房水排泄障碍，因而导致眼压升高，是为本病病机所在。总之，本病的发病机制可归结为肝经阴阳偏盛，它可由本经自病，也可因其他脏腑与肝的生化关系失调而引起。如肝阳上亢可由于其他脏腑之间的生化关系失调引起的，水不涵木，血不濡肝等。

　　五脏与水液代谢密切的有脾、肺、肾三脏。中医认为早期青光眼多由脾虚水液失运所致。代表方剂为五苓散加减。此方眼科名家陆南山先生所喜用，临床疗效确切。青光眼中期在临床最为多见，且时间较长。因早期青光眼多由脾虚所致，母病及子，脾土虚易导致肺金不足，即土虚不生金。因此中期青光眼应从肺虚入手。晚期青光眼的治疗应从肾入手，以补益为主。

治疗青光眼的中药较多，以茯苓为例，作为治疗青光眼最常见的一味药，其性味甘、淡、平，味甘而淡，甘则能补，淡则能渗，药性平和，既可祛邪，又可扶正，利水而不伤正气，实为利水消肿之要药。其主要功效有利水消肿、渗湿、健脾，宁心等。《世补斋医书》曰："茯苓一味，为治痰主药，痰之本，水也，茯苓可以行水。痰之动，湿也，茯苓又可行湿。"因此受到了不少名家的青睐。

名老中医提示：青光眼，中医名曰"五风内障"，古代医家认为五风内障的发病与饮食失调、眼部结构异常、情志和脏腑功能失调密切相关，与现代医学比较接近。历代医学文献中有关青光眼的资料，集中反映了我国古代眼科的病因理论及诊治法则，也展示了对青光眼的认识过程和主要成就。

第八节　青光眼患者如何做到不失明？

提到青光眼，大家最关心的问题就是：医生，我会失明吗？青光眼，它是一种终身性疾病，其视野丢失、视功能丧失并不是突然发生的，是一个缓慢积累、由量变到质变的过程。因此，青光眼的患者若想做到不失明，需要从早期预防、积极治疗及长期的随访观察三个环节进行把控。

一、预防是关键

（1）不要暴饮暴食：老年人要"吃饭八分饱"，不吸烟、不喝酒、不喝咖啡、不喝浓茶、不吃辛辣及有刺激的食物。喝水过度也会导致眼压升高，建议大家不要短时间大量饮水，可以选择一些有利水降压作用的饮品，如蜂蜜水、西瓜汁等，能够升高血液中的渗透压，把眼内多余的水分渗透到血液中，从而降低眼压。

（2）坚持体育锻炼：体育锻炼能使血液加快，房水循环畅通，眼压降低。但不宜做倒立、举重、憋气等运动以免使眼压升高。

（3）保持良好的睡眠：睡眠不安和失眠，容易引起眼压升高，诱发青光眼。老年人睡前要洗脚、喝牛奶，帮助入睡。

（4）避免过劳：不管是体力劳动还是脑力劳动，身体过度劳累后都易使眼压波动，所以要注意生活规律，劳逸结合，避免过劳。

（5）保持情绪稳定：多数青光眼患者都是因为生活、工作中受到刺激、惊吓后，引起情绪激动或精神过度紧张，使得青光眼急性发作。

（6）多吃蜂蜜及其他利水食物：蜂蜜属于高渗剂，口服蜂蜜后，血液中的渗透压就会升高，于是把眼内多余的水分吸收到血液中来，从而降低眼压。除此以外，西瓜、冬瓜、赤小豆也有利水降压作用，老年人适当吃一些，对身体大有好处。

（7）避免久留暗室：青光眼的患者应少看或不看电影，不在黑暗的环境下玩手机、看电视，因为久留暗处会导致瞳孔扩大，引起房水排出受阻而导致眼压升高。

（8）注意用药禁忌：青光眼患者禁用阿托品类药物及镇静类药物。

二、选择合适的方式积极治疗

青光眼的治疗方法是比较多，常见的是药物治疗、手术治疗等。但目前是没有完全治愈的药物，如果需要进行激光治疗或手术治疗，建议等到眼压下降后施行。目前市面上有很多缓解青光眼的滴眼液，建议大家先检查清楚疾病的类型，在医生的指导下选择适合的药物。

三、青光眼患者需要定期随访检查

多数青光眼患者日常存在不良习惯和情绪波动，这往往会导致青光眼的发作，而每一次发作都会对视神经造成或大或小的损害，这无疑是对其视力丧失的"推波助澜"。同时，大部分青光眼患者病程长、进展缓慢，即使眼压偏高，很多患者也没有任何不适。部分青光眼患者即使采取了相应的治疗措施，效果仍不佳，视神经损害还在加剧。因此，长期的定期随访复查是青光眼患者的首要任务之一。医生建议青光眼高危人群，年龄＞50岁、有青光眼家族史、高血压、糖尿病、高度近视等患者应注意定期随访筛查，每年进行1～2次全面的眼科检查，以及时发现问题并积极治疗。另外，若一只眼已出现过青光眼发作的患者，另一只眼也要定期随访检查，及时发现问题，挽救现存视力。

名老中医提示：青光眼是常见的致盲眼病之一，因后期视神经损伤多不可逆，故远期疗效欠佳，给经济带来了巨大的压力，对于青光眼患者需强调以下三点。第一，"及早发现是关键"：如果出现了眼睛酸痛、头痛、虹视、眼球变硬、视力进行性下降等情况，需要及时到医院明确诊断，可以有效防止视力进一步损失。第二，"及早治疗不致盲"：致盲眼病中，白内障排名第一，青光眼排名第二，区别在于青光眼的致盲是不可以恢复的，在其发展的过程中，如果不及时恰当处理，最后会失明！故一旦确诊，及早治疗。第三，"随访观察很重要"：一般来说，青光眼通过一系列措施，能够控制眼压在一个安全范围，以防止视力视野快速丢失。青光眼患者需要长期的护理、观察和治疗，取得家人的支持及帮助很重要。

第七章

爱护好视神经、玻璃体、视网膜

第一节　得了视神经炎，视力还能恢复吗？

眼科医生经常会碰见已经确诊视神经炎的患者，为了提高视力辗转多家医院，但是视力恢复的情况并不尽如人意。这类患者常常反复询问医生：自己的视力还有没有恢复的可能。那么现在就来和大家谈谈得了视神经炎后的视力恢复问题。

什么是视神经呢？其实视神经就是视网膜的神经纤维，功能主要是传导视觉冲动，是中枢神经系统的一部分，视网膜所得到的视觉信息是经视神经传送到大脑的。视神经炎则是视神经任何部位发炎的总称，因病变损害的部位不同而分为球内段的视盘炎和球后段的球后视神经炎。视神经炎通常是急性发作，表现为急剧视力下降，可在一两天内出现视力严重障碍，甚至没有光感，两只眼睛相比较，发病眼的视力比正常眼的视力低很多。看物体的颜色会出现异常，并伴有眼球转动痛、视野严重缺损等症状。

引起视神经炎的原因有很多，炎性脱髓鞘是较常见的原因，结核和梅毒感染是较常见的感染相关视神经炎病因，另外还有药物、中毒、自身免疫性疾病，如系统性红斑狼疮、Wegener 肉芽肿、Behcet 病、干燥综合征、结节病等都有可能引起视神经炎。

那该如何正确对待和处理视神经炎，才能把视力损害的程度降到最低呢？

首先要知道视神经炎不是一种小病，对于视力的伤害特别严重，所以早期确定诊断、早期治疗是最重要的。如果出现视力突然下降，伴有眼球疼痛、视野缺损等症状的患者，需及时去眼科就诊排除视神经病变。如确诊为视神经炎急性期，立即住院排除其他疾病，同时立即使用激素冲击和营养视神经等治疗。一般来说，这可以促进视力恢复，从而降低视神经炎的危害性；相反，如果未及时进行干预治疗，便会进展成为视神经萎缩，造成进一步损害，视力恢复也会相对困难。视神经炎患者，饮食宜清淡及多食富含维生素 B_1 的食物。注意调节心情，视力低下者，加强生活护理以防意外。

名老中医提示：视神经炎根据发病缓急、视力减退程度的不同，可归属于中医学"视瞻昏渺"或"暴盲"范畴。视神经炎大多为单侧性，视盘炎多见于儿童，球后视神经炎多见于青壮年。一般认为是气滞血瘀、痰热上壅、肝火亢盛、阴虚火旺、肝肾不足所致。治疗上消除病因，初起大量应用激素，并配合维生素及营养神经剂。中药以辨证论治（疏肝解郁、行气活血，或涤痰开窍，或清肝泻火，或滋阴降火，或补益肝肾）配合通络开窍法治之，辅助针刺疗法；对慢性者，中医辨证用药及长期针刺治疗，可阻止视力下降、防止复发，效果良好。平时饮食宜清淡营养。

第二节　什么是缺血性视神经病变?

缺血性视神经病变系指营养视神经的血管发生循环障碍而导致的急性营养不良性疾病,是老年人群中最常见的急性视神经病变。根据视神经受累阶段不同,可分为存在视盘水肿的前部缺血性视神经病变和无视盘水肿的后部缺血性视神经病变,前者较为常见,后者相对少见。这两种类型又被进一步细分为动脉炎性缺血性视神经病变和非动脉炎型缺血性视神经病变,前者在我国发病罕见,后者是我国常见类型。

缺血性视神经病变的病因较多。凡能使视盘供血不足的全身疾病或眼病均可引起本病。全身性疾病如高血压、动脉硬化、颞动脉炎、颈动脉阻塞、糖尿病、白血病及红细胞增多症等、眼压过低或过高使视盘小血管的灌注压与眼内压失去平衡亦可引起。由于血液中的成分改变和血液黏稠度增加,以致血液循环变慢,携氧量减少,致使视盘缺氧。

当你突然出现无痛性单眼视力减退,典型的视野缺损,应尽早去眼科,根据视力眼压及眼底检查等排除缺血性视神经病变。由于缺血性视神经病变目前尚无有效治疗,如诊断为缺血性视神经病变,先应针对病因治疗。全身或球后皮质类固醇类药的早期应用，可减少缺血所致的水肿，改善血运障碍，阻断恶性循环。口服乙酰唑胺降低眼内压，改善视盘血供不平衡。同时应用血管扩张剂改善眼的微循环及多种方法营养神经等。以上治疗方法都一定要在医生的指导下进行。缺血性视神经病变通过及时系统治疗，视力和视野均能有所改善，坚持治疗可减缓或控制病情进一步发展。

　　名老中医提示：中医将缺血性视神经病变归属为"暴盲""视瞻昏渺"范畴。多见于中老年人，女性较男性多见，单眼或双眼先后发病，间隔数周、数月或数年。一般认为是气滞血瘀、风痰阻络、阴虚阳亢所致。治疗根据不同证型以行气活血，或息风豁痰，或滋阴潜阳为主，可药物配合长期针灸治疗。

第三节　什么是飞蚊症？出现飞蚊症的原因是什么？

　　你是否会有这样的经历，在明亮的光线下环顾四周时，眼前好像总是有细小的黑影飘动，有的像小虫、蚊子，也有的像头发丝，但又总是抓不到、摸不着，这真的是小虫、飞蚊或头发丝挡在眼前吗？其实是一种名叫"飞蚊症"的表现（图7–1）。

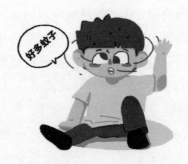

图 7-1 "飞蚊症"

飞蚊症分为病理性和生理性。生理性飞蚊症一般是由玻璃体变性引起的，是一种自然老化现象。玻璃体，是眼睛里面的一种支撑物，外观透明，呈胶冻样，由 98% 的水和 2% 的蛋白复合物构成，其蛋白复合物主要有胶原纤维、透明质酸、硫酸软骨素构成。随着年龄的增长，玻璃体的胶质会逐渐退化，玻璃体内胶原纤维网塌陷聚集成圆形、点状、线状混浊物。而这些混浊物在水里漂来漂去，就形成飞蚊的症状。

病理性飞蚊症的原因有很多，比如视网膜裂孔和视网膜脱离。视网膜脱离初起症状就是眼前漂游物数量急剧增多。糖尿病、高血压和外伤等可以引起眼底出血，一旦血液进入玻璃体腔，如出血量不多时，就会突然出现飞蚊症的症状。葡萄膜炎也会产生飞蚊的症状。

名老中医提示：中医称为云雾移睛。多见于40岁以上的中老年人，高度近视及有眼底病变患者也常见。一般认为是肝肾亏损、气血亏虚、湿热蕴蒸、气滞血瘀所致。

第四节　飞蚊症如何治疗和缓解？

得了飞蚊症先不用慌，生理性飞蚊症如果数量、位置都没什么变化，就不会对视觉有影响，只要不影响视觉机能，无须特殊药物治疗。对其最好的治疗方法是"视而不见"，不要去注意眼前小的漂浮物，从而避免对视觉质量的干扰。平时注意休息，不要过度用眼，避免形成和加深近视。如果感到比较困扰的话，尽量避免看白墙、白色的屏幕，减少强光下工作，自我感觉不适时要暂停用眼就会有好转。此外，还可以多进食含有维生素A、维生素C的食物，少食含有咖啡因的饮料，多吃海鲜类、未精制的谷物类、鱼类食物，它们当中多含锌、硒等矿物质。

如果本身存在的玻璃体混浊突然发生了变化，或有闪电感，或者固定黑影，这些都是危险信号，需要及时去眼科就诊，接受详细的检查。视网膜裂孔引起的飞蚊症，可以采用激光将裂孔的周围凝固以防止视网膜脱离，已经发生视网膜脱离，则必须进行手术治疗。玻璃体积血、葡萄膜炎引起的飞蚊症，也要尽量找到原因，根据病情选择使用药物、激光和手术治疗。

　　名老中医提示：中医治疗以补肝肾，养精血，除痰湿，消瘀滞为主，至于引起本病的原发病尚未控制者，应着重治疗原发病。高度近视者，避免过用目力和头部震动。平时可常吃富含维生素 A、维生素 C 的新鲜蔬菜和水果，常饮枸杞菊花茶。

第五节　哪些疾病能够导致玻璃体积血?

　　玻璃体积血其实不是玻璃体本身出血引起的积血，因为玻璃体是一种无血管的凝胶样组织。通常是由于眼睛里面的血管性疾病和损伤引起，也可以由玻璃体后脱离、视网膜裂孔及全身性疾病引起。

　　多种原因都可以引起玻璃体积血，主要有以下疾病能够导致：

　　（1）糖尿病视网膜病变；

　　（2）视网膜裂孔，视网膜脱离；

　　（3）玻璃体后脱离；

　　（4）眼外伤；

　　（5）视网膜血管性疾病：如视网膜静脉阻塞，视网膜静脉周围炎，早产儿视网膜病变；

　　（6）视网膜血管瘤；

　　（7）炎症：如视网膜血管炎，葡萄膜炎；

（8）可产生视网膜新生血管疾病，如家族性渗出性玻璃体视网膜病变，视网膜劈裂症。

玻璃体积血出现的症状与积血程度有关，如果积血较少，患者自己可能很难察觉，或仅有"飞蚊症"；如果出血量多，患者会发觉眼前似有红雾或者红玻璃片遮挡，就会明显感觉到视力下降，甚至只能看到手动或光感。所以一旦出现前述症状，千万不能忽视，应及时到眼科就诊，根据医生的判断采取针对性治疗措施。

　　名老中医提示：中医将玻璃体积血量少时，视力轻度减退，眼前黑影飘动称为云雾移睛，出血多时视力突然下降明显，甚至仅有光感称为暴盲。玻璃体积血可发生于各个年龄段，特别是伴有高血压、动脉硬化、糖尿病、心脏病等的老年人更易发。一般认为是络损出血、气血瘀结、痰浊瘀阻、脾不统血所致。治疗根据出血的不同时期以凉血止血，或行气活血化瘀，或化痰散结、活血祛瘀，或健脾摄血为治法。同时积极治疗原发病。若出血量大，或短期保守治疗无效时，可行手术治疗。出血早期适当卧床休息，平时饮食宜清淡。

第六节　现代玻璃体切割术能解决什么问题？

如果您是一名做过玻璃体切除手术的患者，您可能观察到，很多来眼科就诊的患者明明是不一样的眼科疾病，最后都通过做玻璃体切割术后疾病好转、视力提高。其实，现代玻璃体切割术（图7-2）能够解决眼科中许多不同的疾病。

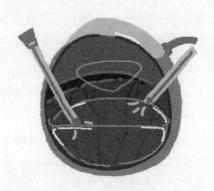

图7-2　玻璃体切割术

　　什么是玻璃体切割术，以及为什么要做玻璃体切割术？当人的玻璃体发生病变，轻者看东西时会觉得眼前有蚊虫飞舞，重者可完全遮挡光线而失明，还可能造成周围组织病变等。而玻璃体切割术指的是切除混浊的玻璃体或切除玻璃体视网膜牵拉，恢复透明的屈光间质和促进视网膜复位，治疗玻璃体视网膜疾病，以恢复患者视功能。

　　现代玻璃体切割术的适应证不断扩大，手术范围除角膜、巩膜外，几乎遍及整个眼球。具体而言，其适应证分为眼前段和眼后段。眼前段适应证包括皮质性白内障；各种原因引起的瞳孔膜；眼前段穿孔伤合并外伤性白内障；晶体脱位位于前房；恶性青光眼。眼后段适应证包括玻璃体积血、眼内异物、眼内炎，并可直接向玻璃体腔注入药物；其他还有视网膜脱离、晶体脱位到玻璃体、黄斑皱褶、黄斑前膜及黄斑裂孔等。

名老中医提示：现代玻璃体切割术目前已成为眼科的常规治疗手段。术后采用中医中药治疗，能有效减轻或消除术后视网膜水肿等并发症，促进病情康复。

第七节　玻璃体切割术中为什么要填充硅油？

经常有患者问医生，做玻璃体切割术一定要填充硅油吗？其实并不是所有的玻璃体切割术都要填充硅油，一般是在伴有增殖性玻璃体视网膜病变的视网膜脱离、增殖型糖尿病视网膜病变、牵拉性视网膜脱离等手术时才进行硅油填充。

眼内填充硅油有很多好处。硅油是用于视网膜脱离手术中一种特殊的填充材料，硅油透明，屈光指数接近玻璃体，术中不会改变屈光力而影响手术操作，且有利于术后光凝；硅油有一定黏度和表面张力，所以能复位封闭裂孔，使视网膜复位；硅油是非膨胀性填充材料，术后发生高眼压的概率减少；硅油在眼内不吸收，眼内滞留时间长；而且硅油还有防止眼球萎缩和止血的作用。因为这些优点，所以在玻璃体视网膜手术中应用广泛。

眼内填充硅油的患者应该注意些什么呢？

硅油虽然有很多好处，但也有副作用。硅油在眼内存留的时间过长，很容易导致硅油乳化。硅油一旦乳化，首先会由于眼内大量的硅油滴而增加取硅油的难度；其次，乳化的硅油如果堵塞房角而引起继发性青光眼；乳化的硅油还可能会引起大泡性角膜病变。这些都会影响视力的恢复，甚至导致永久失明。对于做了玻璃体切割术填充硅油的患者，眼科医生都会告诉患者，一般在 3 ~ 6 个月，视网膜复位良好的情况下，就需要手术取出硅油。所以眼内填充硅油的这类患者，需遵循医嘱，定期来眼科评估视网膜复位情况，根据医生的判断采取进一步治疗。

名老中医提示：硅油是一种良好的眼内填充物，目的主要是为了视网膜更好复位。在玻璃体视网膜手术中有一定的价值及副作用。患者术后定期复查以防止硅油乳化，同时可采用中医辨证论治，促进视功能的恢复。

第八节　视网膜静脉阻塞是怎么回事？

视网膜上有许多静脉，当静脉的某个位置发生血流不畅或者阻塞时，血液瘀积造成的压力会回溯到微血管，造成视网膜出血及液体渗漏，就像下水道阻塞时，淤积的水会回流到地面一样，如果出血过多就会"跑"到眼睛的玻璃体里，造成玻璃体积血，引发视力下降。

视网膜静脉阻塞主要症状表现在眼部，其发病早期的征兆可不明显，加上老年人常被老眼昏花所迷惑，把视力下降、眼前黑影、视野变窄、视物变形等现象误认为是白内障、玻璃体混浊，以至于部分患者可能未及时医治而造成严重的视力损伤，甚至完全失明。

该如何正确对待和处理视网膜静脉阻塞呢？

只要做到早诊断、早治疗，多数患者可保留有效视力。如果出现了无痛性视力下降、眼前黑影、视物变形，或有部分视野缺损，都有可能是发生了视网膜静脉阻塞，需要及时去眼科就诊，以免耽误疾病的发现与治疗。目前针对视网膜静脉阻塞病因治疗的手段十分有限，主要包括玻璃体腔注射抗 VEGF 药物、视网膜激光光凝，一些玻璃体积血或新生血管性青光眼的病例，还需要行手术治疗。年龄增长和系统性血管疾病是此病的重要危险因素。"三高"，即高血压、高血糖、高脂血症会使眼底视网膜血管变脆变薄，就像有裂缝的水管，容易发生渗漏或破裂出血。因而预防视网膜静脉阻塞最佳的方法就是积极严格地控制高血糖、高血压及高脂血症。平时可常吃低盐、低脂、低胆固醇、高纤维素的食物。如已经发生，则需定期复查，及时治疗，密切观察，避免再次出血。

名老中医提示：中医称本病为络瘀暴盲。指眼底脉络瘀阻，血不循经，溢于络外致视力突然下降的眼病。多见于中老年人，单眼发病，偶见于双眼，多伴有高血压、高血脂、动脉硬化、糖尿病、心脑血管等全身性疾病。一般认为是气滞血瘀、阴虚阳亢、痰瘀互结所致。治疗根据不同证型以理气活血，或平肝潜阳，或化痰降浊，或滋阴降火为主。出血期间应注意休息，减少活动。饮食宜清淡，少食含糖量高、油腻辛辣食品，多食蔬菜水果，可适当补充叶黄素、维生素 A、维生素 C 等。

第九节　眼睛也会"中风"吗？怎么预防？

在生活中大部分人都知道"脑中风"，脑血管发生了急性的阻塞或出血，从而导致脑细胞坏死，轻则半身不遂，重者危及生命。在眼科同样有"眼中风"，严重危害眼健康。"眼中风"是视网膜动脉阻塞的俗称。各种原因导致视网膜动脉阻塞，血流中断，视网膜细胞缺血、坏死，从而引起患眼视力突然丧失。因为这两种疾病有着相似的发病机制，都表现为急性的功能受损，所以也把"视网膜中央动脉阻塞"形象地称为"眼中风"。

和"脑中风"一样，"眼中风"也多发生于中老年人，特别是有高血压、糖尿病、动脉硬化等基础疾病的人群。但是，在年轻人中，如果存在长期生活不规律、烟酒过量、精神压力过大等不良习惯，或者有血管炎症等疾病时，也可能发生"眼中风"。

"眼中风"是眼科危急症，对视力危害极大，常常导致患眼视功能永久的损害，治疗上需要紧急处理，尽可能疏通阻塞的血管，尽快恢复视网膜供血。在这个过程中，"时间就是视力"。一旦出现一侧眼睛无痛性的突发的视力严重下降，就要考虑可能发生了"眼中风"，应尽快到最近的医院就诊。

大部分"眼中风"患者即使经过积极的治疗，视力仍不能恢复到之前，因此要更重视"眼中风"的预防。首先保持健康的生活习惯，科学饮食，适当锻炼，作息规律，避免长期精神紧张，戒烟限酒；其次要定期体检，注意控制血脂、血压、血糖等指标在正常范围。部分"眼中风"患者在发病前数天会有"一过性黑蒙"。表现为：眼睛突然出现短暂的视物不清，症状可轻可重，持续数分钟不等。"一过性黑蒙"可能是"眼中风"的先兆症状，如果出现这样的表现，特别是在短时间内反复出现，要引起高度重视。

名老中医提示：中医称本病为络阻暴盲。一般多因气机逆乱、痰热内生、肝阳上亢、心血亏虚所致。若诊断为本病，则应立即进行抢救性治疗。抢救治疗应尽早、尽快，以通为要，兼顾脏腑虚实，辅以行气、化痰、益气等。平时多吃蔬菜水果，保持心情愉悦，戒烟限酒、积极治疗基础疾病，保持正常的生活作息。若出现"一过性黑蒙"应及时前往医院诊治，以免贻误病情。

第十节　糖尿病多久会出现视网膜病变？

作为现代慢性疾病的重要成员，糖尿病逐渐成为威胁人类健康的主要慢性疾病之一，给人们带来了沉重的健康和经济负担。中国已成为糖尿病第一大国，预计到 2024 年，中国糖尿病患者将达到 1.51 亿人。糖尿病病程越长，眼病患病率越高，病情也越重。

糖尿病视网膜病变是一种由糖尿病引起的严重眼底疾病，现已成为我国 50 岁以上人群的重要致盲眼病之一，而且有逐渐年轻化的发展趋势。糖尿病主要是通过损害全身的神经、小血管，从而影响全身各个组织器官。在早期阶段，高血糖会损害视网膜内的微小血管，引起渗漏或出血，久而久之视网膜会代偿性地产生异常的新生血管，而这些新生血管会更容易发生渗漏或出血，导致糖尿病患者视力下降，甚至失明。

糖尿病性视网膜病变的早期通常没有任何不适症状，或仅仅出现轻微的视力下降，有些患者错误地认为是年纪大了眼睛老花，从而耽误治疗。但此时视网膜会有不同程度的出血、渗出和黄斑水肿，患者视力下降更加严重，即使戴上眼镜仍看不清远处的物体，或者眼前出现黑影飘动。如果不及时检查和治疗，可出现视网膜大量出血、增殖病变，引发玻璃体积血、牵拉性视网膜脱离，甚至发生新生血管性青光眼，出现眼痛伴头痛，最终可能完全失明。

有的朋友就开始有疑问了，那是不是每个糖尿病患者都会得糖尿病视网膜病变呢？事实上，所有类型的糖尿病都可以引起糖尿病性视网膜病变，包括 1 型糖尿病、2 型糖尿病和妊娠期糖尿病（妊娠期出现的糖尿病）。随着糖尿病病程的增加，其发病率逐年增加。10 岁以下的儿童很少发生糖尿病视网膜病变，青春期后患糖尿病视网膜病变的风险增加。国外关于糖尿病视网膜病变的流行病学研究表明：患糖尿病20 年，近99% 的 1 型糖尿病患者和60% 的 2 型糖尿病患者存在某种程度的糖尿病视网膜病变。国内研究显示，糖尿病病程10 ~ 14 年者26% 发生糖尿病视网膜病变，病程15 年以上为63%。我国糖尿病患者中糖尿病视网膜病变的患病率达44% ~ 51.3%。

名老中医提示：糖尿病中医称为"消渴病"，由消渴病引起的内障性眼病统称为消渴内障。本病属于糖尿病的眼部并发症之一，因此严格而合理地控制血糖是防治糖尿病视网膜病变发生发展的基础。每一位糖尿病患者都应定期进行眼部针对性检查，尽早发现问题，早期采取针对措施。

第十一节 糖尿病视网膜病变分几期？每一期都有什么对应的治疗方法？

根据血糖水平、血糖控制情况、合并全身其他病变及个体差异等，每个糖尿病视网膜病变患者病情发展程度各有不同。我国眼底病学组于 1984 年制定了我国的《糖尿病视网膜病变分期标准》，分为两型六期，以指导临床诊断与治疗。两型即非增殖型和增殖型，主要区分点在于眼底有无新生血管或增殖膜。早期非增殖型视网膜病变可无症状，但眼底出血累及黄斑部，可能出现视力下降、视物变暗、视物变形等。与非增殖型视网膜病变相比，增殖型视网膜病变对视力的危害性更大，可导致严重视力下降甚至完全失明。我国糖尿病视网膜病变临床诊疗指南（2014 年）根据眼底病变的严重程度分为以下六期：

Ⅰ~Ⅲ 期属于非增殖型糖尿病视网膜病变。

Ⅰ 期（轻度非增殖型）：仅有毛细血管瘤样膨出改变；

Ⅱ 期（中度非增殖型）：介于轻度到重度之间的视网膜病变，可合并视网膜出血，硬性渗出和（或）棉絮斑；

Ⅲ 期（重度非增殖型）：每象限视网膜内出血 ≥ 20 个出血点，或者至少 2 个象限已有明确的静脉串珠样改变，或者至少 1 个象限视网膜内微血管异常，无明显特征的增殖性糖尿病视网膜病变。

Ⅳ ~ Ⅵ期属于增殖型糖尿病视网膜病变。

Ⅳ期（增殖早期）：出现视网膜新生血管或视盘新生血管；

Ⅴ期（纤维增殖期）：出现纤维膜，可伴视网膜前出血或玻璃体积血；

Ⅵ期（增殖晚期）：牵拉性视网膜脱离，合并纤维膜，可合并或不合并玻璃体积血，也包括虹膜和房角的新生血管。

糖尿病视网膜病变的治疗方法多样，手术、激光或药物治疗均有助于延缓由糖尿病视网膜病变导致的视力丧失。轻度时以随访为主，除了控制好血糖外，同时可加用保护视网膜、改善微循环之类的药物。当视网膜病变达到一定程度，需将出血位置或者视网膜无灌注区用激光封闭，减低视网膜耗氧量，保存黄斑氧供。若因新生血管出现糖尿病黄斑水肿，需抗 VEGF 药物治疗。若病情更加严重，视力急剧下降，出现牵拉性视网膜脱离或者玻璃体大量积血，则需手术治疗。

名老中医提示：中医治疗内服中药以滋阴为主，或益气温阳，或活血利水，或化痰祛瘀，同时依据病情需要采用激光光凝或手术治疗。本病患者定期做眼科检查，早期采取针对性治疗。在日常生活调护方面，要慎起居、调情志，戒烟限酒，合理饮食，适当运动。严格而合理地控制血糖、血压、血脂显得尤为重要。

第十二节　高血压也能引起视力下降吗?

近年来，由于人口老龄化和饮食习惯的改变，高血压在中国的患病率大幅上升。高血压会慢慢损坏患者的心、脑、肾、眼等器官，堪称健康"隐形杀手"。隔壁王阿姨患高血压有十多年，虽然没有每天测血压，但有一直吃降压药，最近感觉看东西越发模糊，这是为什么呢？现在来了解高血压对眼睛的损害。

高血压引起最常见的眼部疾病叫高血压性视网膜病变，以视网膜动脉收缩乃至视网膜、视盘病变为主要表现，可导致眼底出血、渗出等影响视力。动脉血压升高是引起高血压眼底病理改变及出现临床症状的主要病因，高血压主要影响视网膜小动脉。人类的血管就像橡胶管一样，正常是柔软有弹性的，高血压一直得不到控制，血管就会慢慢地变硬，血管壁的弹性降低，血管壁出现狭窄，血液的流速减慢，通过的血量减少。

初期高血压患者血压急骤升高时，视网膜动脉会发生暂时性功能性收缩，即血管变窄、痉挛，表现为一过性视物模糊，当血压正常后，动脉管径恢复正常，视物又重新变得清楚如前。若血压持续不降，痉挛长期不缓解，就会发展为动脉硬化。眼科医生检查眼底会发现动脉反光增强，动静脉有交叉压迫症，严重者动脉呈铜丝或银丝样改变。进一步发展下去可见血管迂曲、血管白鞘、视网膜水肿、出血、棉絮斑、硬性渗出等；更严重的还可能出现视盘水肿和动脉硬化等各种并发症。

高血压引起的视力下降该怎么治疗呢？跟糖尿病引起的视网膜病变一样，高血压性视网膜病变的治疗总原则是在控制血压的基础上再进行专科治疗。药物治疗上，遵循内科医生建议选用合适的降血压方案，以确保血压控制在正常水平内。如果有高血脂等危险因素存在，也应给予相应治疗。此外维生素、中药、中成药等亦可促进眼底出血吸收，减少出血。视网膜激光光凝术可减少视网膜水肿，促进出血吸收，预防新生血管的发生。若眼底出血较多出现玻璃体积血，经积极治疗仍不能吸收，应考虑行玻璃体切割术。

名老中医提示：高血压性视网膜病变中医认为病因病机可归纳为"风、火、痰、虚"四个方面。多因肝肾阴阳失调，阴虚阳亢；或肝阳亢盛，风火上攻，气血逆乱；或痰湿阻络，血不循经所致。

第十三节　看东西突然变形了，是什么原因呢？

王奶奶一个月之前突然发现左眼看东西模糊、变形，以为是白内障或者是眼睛老花就没有管它。但是最近视力下降得越来越厉害，看东西变形，走路的时候都感觉地面特别不平，只能小心翼翼地走。王奶奶实在受不了了就去看医生，结果医生告诉她这多半是黄斑出了问题。

经常会遇到一些老年人十分惊慌地告诉医生："医生，我眼睛里有黄斑，请你检查一下。"其实，每个人的眼睛都有"黄斑"这个结构。如果说人眼是一部照相机，视网膜就是照相机的底片。在这个底片的正中有一个区域因为富含叶黄素外观呈黄色，被称为"黄斑"。黄斑是视网膜感光最敏锐的部位，平时人们所说的视力就是黄斑的中心视力，黄斑这个结构也让人们看到了五彩缤纷的世界。因此，如果黄斑发生病变，一定会影响视力与色觉。

引起老年人视物变形最常见的原因是老年性黄斑变性。老年性黄斑变性又称年龄相关性黄斑变性，为黄斑区结构的衰老性改变，是65岁以上老年人致盲的最常见原因，也是全球老年人严重视力损害的主要原因。黄斑变性进展很快，不同时期对视力的影响程度不同。如不及时治疗，视力会快速下降，严重者会完全丧失视力。目前临床治疗方法有抗新生血管（VEGF）治疗、光动力疗法和激光治疗。

视物变形在年轻人中间也会出现。中心性浆液性脉络膜视网膜病变，简称中浆，是青年人视物变形的最常见原因，也是眼科最常见的心身疾病。患病后可引起视力下降，视物变形、变远、变小、变暗，严重影响患者的工作、学习和日常生活。不良情绪是中浆的重要诱因，引发该病的不良情绪多由情绪波动、精神压力、烟酒过度所致。

除中心性浆液性视网膜脉络膜病变、年龄相关性黄斑变性外，中心性渗出性视网膜脉络膜病变、近视性黄斑变性、黄斑裂孔、黄斑囊样水肿、卵黄状黄斑变性等均可引起不同程度的视物变形。视物变形只是患者的一个主观症状，仍需专业的眼科医师做出具体的疾病诊断与鉴别。

那患者自己怎么检测有没有黄斑疾病呢？这里教大家一个简便的办法：用手遮住一只眼睛，只用另外一只眼睛看物体，然后交替。视物时，注意看一些直线、方格状的东西，比如门窗、地板砖等，如果单眼看时发现物体变形了，可能就是黄斑病变的表现，要及时前往医院就诊。

名老中医提示：视物变形中医称为"视直如曲""视大为小"。瞳神属肾，目为肝窍，肝肾同源，脾主运化，黄斑属脾，故本病的发生，主要与肝、肾、脾的功能失调有关。患有黄斑疾病，建议平素饮食宜清淡，多补充富含抗氧化营养素的食物，像胡萝卜、菠菜、青椒、南瓜、木瓜、绿花椰菜等蔬果，避免过度精神兴奋和情绪紧张。在较强的光线下，佩戴太阳镜，对预防黄斑变性也是非常重要的。

第十四节　黄斑变性是什么原因造成的？如何分类？

通常意义上说的黄斑变性是指年龄相关性黄斑变性，亦称老年性黄斑变性。年龄相关性黄斑变性是一种多因素相关，慢性进展，遗传与环境因素共同参与的视网膜退行性疾病。年龄相关性黄斑变性与青光眼、糖尿病视网膜病变齐名，是造成老年人群失明的元凶之一。本病病因尚不明确，年龄为该病最重要的危险因素，此外，该病与抽烟、饮食中抗氧化剂摄入量低、高血压、高血脂及冠心病等多种全身因素相关。

临床上一般将年龄相关性黄斑变性分为干性（非渗出性）和湿性（渗出性）两类。

干性年龄相关性黄斑变性以黄斑区视网膜色素上皮及脉络膜毛细血管的萎缩性病变为主，眼底检查典型的表现为黄斑区玻璃膜疣及地图状萎缩。多发生于 50 岁以上老年人，起病缓慢，视力不知不觉减退，可有视物变形，双眼程度相近，易被误认为眼睛老化。

湿性年龄相关性黄斑变性是以视网膜下存在新生血管引起黄斑区渗出、出血、瘢痕形成，破坏黄斑区结构，导致严重的视功能损害。可表现为单眼突然视力下降、视物变形或出现中央暗点，另一眼可能在较长时间后出现症状。

名老中医提示：《证治准绳·杂病·七窍门》明确指出本病的发病年龄及视力随年龄增加而降低，直至失明的特点。"若人年五十以外而昏者，虽治不复光明，盖时犹月之过望，天真日衰，自然目渐光谢。"中医认为本病"有神劳、有血少、有元气弱、有元精亏而昏渺者"。治以滋补肝肾，健脾益气为本；凉血止血，化痰祛湿，活血散瘀为标之法，宜耐心用药，终以图功。因太阳辐射、可见光均可致黄斑损伤，故强光下应戴滤光镜，以保护眼睛免受光的损害。一眼已患年龄相关性黄斑变性者，应严格监测其健眼，一旦发现病变应进行系统治疗。

第十五节　哪些人容易患孔源性视网膜脱离？

三十多岁的李先生是一个程序员，从学生时代就戴眼镜，从最开始的 100 度到现在 1500 度。眼睛前面一直有蚊子一样的小黑影飘了很久，但一直没去医院诊疗过。有一天早上起来他发现右眼看东西始终看不清，像有块帘子挡在眼睛前面，使劲揉也揉不掉。慢慢地右眼看东西越来越看不清了，于是李先生赶紧去了医院，医生仔细地检查他的眼睛之后告诉他得了"视网膜脱离"。

医学中通常将视网膜脱离分为原发性视网膜脱离（孔源性视网膜脱离）和继发性视网膜脱离。比较常见的类型为孔源性视网膜脱离，即在视网膜上有了裂孔，从而发生的脱离。如果把眼球比喻是颗"鸡蛋"，角膜、巩膜和脉络膜就组成最外层的"鸡蛋壳"，而视网膜就是"鸡蛋衣"，玻璃体则是"鸡蛋清"。当类似鸡蛋清的玻璃体出现形态改变以后，对视网膜产生了牵拉，如果牵拉造成了视网膜的撕裂，玻璃体从撕裂的孔洞"钻到"视网膜下面，造成"鸡蛋衣"离开鸡蛋壳，这就是"孔源性视网膜脱离"。

哪些人容易出现视网膜脱离呢？以下这几类人是视网膜脱离的"爱好者"。最常见的是高度近视的人群。高度近视患者视网膜变薄，且容易出现视网膜各类变性，因而视网膜能承受剧烈振动的功能也会受到削弱。如果高度近视患者参与足球、篮球、跳水、蹦极、拳击等剧烈运动时，容易发生视网膜脱离。

第二个高危人群是中老年人，因为年龄的增长，视网膜也有退行性改变，玻璃体有液化会引起玻璃体后脱离，急性玻璃体脱离就会把视网膜撕裂，形成裂孔，引起视网膜脱离。

第三个高危人群是从事户外的机械性作业的人群。因

为这些人群易遭受外力冲击，可以由于眼外伤，导致视网膜
脱离。

名老中医提示：因脱离的部位、范围、程度及伴
发症状不同，中医学将本病分别归入神光自现、云雾移
睛、视瞻昏渺、暴盲。其主要与禀赋不足、劳瞻竭视、
脾虚湿盛、头眼部外伤有关。部分视网膜脱离的出现有
先兆，如眼前有黑影飘动或闪电感。

第十六节　视网膜脱离手术方式有哪些？

大多数情况下，一旦发生视网膜脱离，如果不进行治疗
是不会自行修复的，所以基本上都需要手术。

目前手术方法主要有两种，一种为外路的方法，另一
种为内路的方法。外路手术，即巩膜扣带术，手术过程包括
光凝或冷凝封闭裂孔及放出视网膜下液，使视网膜重新贴回
眼球壁，手术中还要将一条硅胶带缝在裂孔部位的眼球外壁
上，通过对眼球壁产生压迫使视网膜与眼球壁相贴而复位。
内路手术，即玻璃体切割术，通过特殊的手术器械穿过眼球
壁进入眼内，切除机化组织、混浊玻璃体，并将视网膜复
位，清除的玻璃体则由透明的液体、气体或硅油替代。气体
和硅油的作用是顶压视网膜，使其复位并愈合，气体最终被
眼组织吸收，取而代之的是眼组织产生的透明液体。硅油需

要再次手术取出。注气、注油的患者在手术后一段时间内需要保持特定的头位。

每一个视网膜脱离患者病情的发展、疾病的特点和愈后都是不一样的，有少数患者可能要进行不止一次的治疗。视力预后与术前黄斑是否脱离、脱离时间的长短密切相关。黄斑未脱离或脱离1周内，术后有望恢复较好视力；黄斑脱离超过1个月，术后视力不易完全恢复。

名老中医提示：一个成功的手术不仅需要手术医生高超的专业技术，更需要患者术后的护理与保养。视网膜脱离的中医论治，需结合手术，术前要益气活血利水，减少视网膜下液；术后宜活血益气，补益肝肾，疏风清热以促其恢复和提高视力。

第十七节　视网膜色素变性是怎么回事？

视网膜色素变性是一类以进行性感光细胞及色素上皮功能丧失为共同表现的遗传性视网膜变性疾病。视网膜色素变性除少数发病较晚，绝大多数都在30岁以前发病。常起病于儿童期或少年早期，至青春期症状加重。夜盲为本病最早出现的症状。以夜盲、进行性视野缩小和视网膜电流图异常为主要表现，是最常见的遗传性眼底病。病至晚期，如果病灶累及黄斑，可导致中心视力低下，严重者可导致患者失明。

视网膜色素变性的眼底检查通常可表现为典型三联征：骨细胞样色素沉着、视网膜血管缩窄和视盘蜡样苍白，其中，又以色素的改变最为常见。有些视网膜色素变性患者也可能同时伴有近视、白内障、青光眼。

视网膜色素变性的症状及体征其实都是很富特征性的，有进行性夜盲病史、家族史和眼底典型表现，诊断并不困难。但因为这种疾病是逐渐加重，很多患者发现该病时已经是晚期，甚至已经出现管状视野。所以如果这类患者就诊眼科后突然要面对这样的"突发"疾病，势必会给患者的自身家庭和社会带来沉重的心理及经济负担。而对于视网膜色素变性这种疾病，目前仍旧没有有效的治疗手段。因此，普及视网膜色素变性知识是非常有必要的。

视网膜色素变性的遗传方式也是具有多样性，主要有常染色体显性遗传、常染色体隐性遗传及 X 染色体连锁遗传，还有少部分为线粒体及双基因遗传，也有 1/3 的患者为散发型病例。其中，常染色体显性遗传占遗传型视网膜色素变性的 30%～40%，多在 50 岁之后发病；父亲或母亲携带致病基因，遗传给儿女的概率一样，约一半的儿女会有患病的可能。常染色体隐性遗传占 50%～60%，通常在 10 岁以前发病；父亲、母亲都携带致病基因，就会有 1/4 的儿女表现出症状，但儿子和女儿的患病概率是相同的。性染色体连锁显性和隐性遗传占 5%～15%，一般最早 10 岁之前发病，此后症状会逐年加重。异常基因位于 X 染色体上，因此主要影响男性。比如父亲是患者，母亲正常，则儿子全部正常，女儿是携带者。如果母亲是携带者，父亲正常，则儿子50%的概率患病，女儿50%的概率成为携带者。因此除了性连锁遗传有男多于女的倾向，其他类型的视网膜色素变性均无明显性别倾向。

名老中医提示：中医对视网膜色素变性早有记载，早在《秘传眼科龙木论》就有高风雀目内障之名，描述有视野缩小，称其"唯见顶上之物"。在《太平圣惠方》称高风雀目，《原机启微》中阳衰不能抗阴之病。至清代《杂病源流犀烛》谓本病"亦有生成如此，并由父母遗体……不必治，治亦无效"。明确指出该病与遗传有关，很难治疗。《目经大成》描述本病为："至晚不见，至晓复明，盖元阳不足之病。"故对本病预后转归已有认识。

第十八节　中医药治疗视网膜色素变性有哪些优势？

视网膜色素变性的治疗目前仍然是一个棘手的问题，尚未找到确切的治疗方法，这种遗传疾病病理生理学的多样性使得西医治疗极具挑战性。在过去的几十年，西医治疗方法主要集中在基因治疗、干细胞治疗、神经保护治疗等方面。国内外眼科学者对本病进行了大量的实验研究，开发出多种治疗方法，临床疗效尚未得到明确证实，将实验研究成果运用于临床仍有很长的道路要走。

中医药可以延缓本病发展进程、提高视功能。古今医家认为本病以夜盲为主要症状，与遗传相关，先天禀赋不足、肝肾精血亏损、脾胃运化不足、气滞血瘀等是本病发生的重要因素，治疗应以补益肝肾、健脾益气、活血化瘀为主，结合患者具体情况进行辨证论治。近年来，中医不断发展，在此前的基础上开展了中药联合西药、针刺联合西药、中药联合手术等多种中西医结合的综合疗法研究，均获得一定的疗效，中西医结合是治疗本病的趋势。

名老中医提示：原发性视网膜色素变性是眼科常见的遗传性视网膜疾病，也是世界范围内常见的致盲性眼病，病理机制复杂且尚未明确，为眼科难治之症。而中医药综合方法治疗本病有一定优势。本病总以虚为主，虚中夹瘀兼郁，治宜从调理肝脾肾着手，在补虚同时，兼以活血化瘀理气解郁，可望改善视功能或延缓病程。

第十九节　　"玻璃体腔注射"的是什么药物？起什么作用？

玻璃体腔注射已经成为眼科最常用的治疗手段之一，能够提高许多药物在眼部治疗的效果，减少全身不良反应。实际在临床工作过程中，很多患者都需要进行玻璃体腔注药治疗，但是注药原因不同，注射药物的种类也不相同。目前临床上比较常见的原因是为了抗感染、减轻炎症反应、抗VEGF 治疗等。

对于感染性眼内炎，不管是内源性、外伤性或内眼手术后发生，一旦高度怀疑有眼内细菌感染，应及时实行玻璃体腔内药物注射，常用药物如万古霉素等。

既往也会通过玻璃体腔注射曲安奈德等减轻炎症反应。不过需要注意的是曲安奈德治疗可以导致眼压升高、白内障等不良反应。

目前抗 VEGF 药物已经成为临床上用于治疗湿性黄斑变性、视网膜静脉阻塞性疾病、糖尿病性黄斑水肿和脉络膜新生血管的一线治疗方法。国内使用较多的为雷珠单抗、康柏西普、阿柏西普等，其中康柏西普是我国首个获得世界卫生组织国际通用名、拥有全自主知识产权的 I 类新药。 抗VEGF 治疗不但可以通过抑制眼部新生血管的形成，促使新生血管萎缩，还可以通过降低血管的通透性，减少血管渗漏，从而减轻血管源性眼病引起的黄斑水肿。

名老中医提示：玻璃体腔注射与其他给药途径相比，具有显著优越性，但操作要求较严格，为保证玻璃体腔注射规范而安全地应用于临床，应该在有资质的医院内，由受过玻璃体腔注射技术培训的眼科医生进行注射。

第八章

积极防控青少年近视、远视、散光、斜弱视

第一节　什么是屈光不正？它包括哪几个方面？

临床上很多患者其实都不知道屈光不正是什么意思。有些人认为屈光不正就是近视，老花眼看不清近处也是屈光不正。其实老花眼绝对不是屈光不正，老花眼是所有人步入中老年后都要面临的视觉问题，它是晶状体的调节能力下降导致的。而屈光不正是指眼在未经调节时，平行光线通过眼的屈光作用后，不能在视网膜上形成清晰的物像，而在视网膜前或后方成像。它主要包括三个方面：近视、远视及散光（图8-1）。

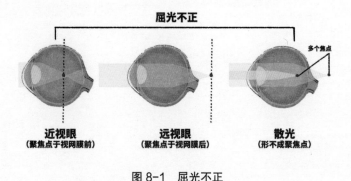

图 8-1　屈光不正

一、近视

当眼在调节放松状态下，平行光线进入眼内，其聚焦在视网膜之前，这导致视网膜上不能形成清晰像，称为近视眼。轻度或中度近视，除了视远模糊以外，没有其他症状，甚至因为在近距离工作时，不需调节或少调节即可看清细小目标。但需要注意的是，高度近视眼，工作时目标距离很近，两眼过于向内集合，这就会造成内直肌使用过多而出现视力疲劳症状。如果不注意的话，近视程度可能会越来越严重。

二、远视

远视指平行光束经过调节放松的眼球折射后成像于视网膜之后的一种屈光状态，当眼球的屈光力不足或其眼轴长度不足时就产生远视。远视眼的视力，与远视屈光度的高低及调节力的强弱有关。轻度远视，用少部分调节力即可克服，远、近视力都可以达到正常水平，一般也没有不适症状，这样的远视称为隐性远视。但中度以上的远视或调节力稍有不足的患者，远、近视力一般都不好，这些不能完全被调节作用所代偿的剩余部分称为显性远视。远视眼由于长期处于调节紧张状态，比近视眼更容易发生视力疲劳症状。

三、散光

平行光线进入眼内后，由于眼球在不同子午线上屈光力不等，不能聚集于一点（焦点），也就不能形成清晰的物像，这种情况称为散光。轻度散光可无症状，稍高的散光就会出现视力下降，且看远、近都不清楚，同时还可以出现重影，并且常常伴随视力疲劳的症状。

　　名老中医提示：近视、远视、散光的表现均为视物模糊，《审视瑶函·内障》中认为"肝经不足肾经病，光华咫尺视模糊"。《目经大成·远视》中谓："盖阴不配阳，病于水者……淫泣劳极，斫耗风力，则元神飞越。"

第二节　为什么儿童要散瞳验光?

很多家长疑惑为什么成年人验光配眼镜的时候不需要多次检查，但孩子视力下降后配个眼镜却那么麻烦？孩子本来就不太配合，家长不光需要带着孩子来来回回多次往医院跑，还要在家自己点好几天眼药水。其实，这些不理解都是因为不了解什么是散瞳验光。

散瞳验光的实质是应用药物使眼睛的睫状肌完全麻痹，从而使长时间过度紧张的眼肌放松，使眼睛在失去调节作用的情况下得到眼睛真正的屈光状态后再进行验光。那么儿童为什么需要散瞳验光呢？主要是以下几个原因：

儿童近视主要是因长时间近距离用眼不当所造成。尤其现在电子产品普及，孩子接触该类产品过多、时间过长或者是从小升学压力大，需要看书学习的时间长，户外活动少，导致眼球的调节作用就加强，进而引起眼睛胀痛，视力减退，即所谓的调节痉挛，产生假性近视。但假性近视是可以通过一段时间的休息恢复到正常状态的。如果在验光时不散大瞳孔，睫状肌的调节作用可使晶状体变凸，屈光力增加，导致近视度数加深。验光度数的误差就会很大。为避免儿童验光调节过强，或松解调节痉挛，使主观验光变为客观验光，散瞳验光就显得尤为重要，同时对假性近视也起到了治疗作用。因此，对于疑似近视的儿童，为避免因为假性近视影响验光结果的准确性，初次配镜时，都应当散瞳验光。

同理，患有远视的儿童在配镜前也要散瞳后才能验光配镜。因为患有远视的儿童都存在着隐性远视，并且还可能有相当一部分孩子存在弱视和斜视的问题。如果不经过散瞳检查直接验光配镜，就很难了解其真正的远视度数，进而影响孩子视力发育及日常学习和生活用眼。

而对于年龄特别小的孩子而言，因可能测视力看不懂视标或验光戴镜过程中也不能够很好配合，散大瞳孔后的验光就成为一个唯一可靠的客观指标。部分孩子眼底及屈光间质检查均正常，但视力较差，需要用验光的手段来排除有无屈光不正的问题。对于比较复杂的屈光不正，如度数较高的近视、远视散光、混合散光、高度散光等更需要散瞳验光。因此，面对儿童视力减退或视力不稳定时，散瞳验光是必要的。同时，也需要注意的是，并不是所有成人患者都不需要散瞳验光，比如对小瞳孔验光后视力矫正不好或屈光间质有混浊的成人患者也应该进行散瞳验光。

名老中医提示：定期检查视力，对近期视力下降者应查明原因，积极治疗，散瞳是确保验光真实性的前提。

第三节　近视如何分类？如何防治？

近视是屈光不正的一种。当眼在调节放松状态下，平行光线进入眼内，其聚焦在视网膜之前，这导致视网膜上不能形成清晰像，称为近视眼。近视常见的分类方法主要有三种。

按近视度数可分为轻度近视、中度近视和高度近视。轻度近视：≤ 300 度（ ≤ –3.00 D）。中度近视：300 度 ~ 600度（–3.00 D ~ –6.00 D）。高度近视：>600 度（>–6.00 D）。

按屈光原因可分为轴性近视和屈光性近视。其中轴性近视最为常见，眼球前后径过长（即眼轴长度超出正常范围），而屈光力（即角膜和晶状体等眼其他屈光成分的屈光性能）基本在正常范围。屈光性近视主要由于角膜或晶状体曲率过大，或各屈光成分之间组合异常，导致屈光力超出正常范围，而眼轴长度基本在正常范围。

按病程进展可分为单纯性近视和病理性近视。单纯性近视：近视度数一般在 –6.00 D 以内，大部分患者的眼底无病理变化，进展缓慢，用适当的镜片即可将视力矫正至正常，其他视功能指标多属正常。病理性近视的患者一般近视度数较高，屈光度数一般大于 –6.00 D，且眼轴进行性变长，且伴有不同程度的眼底改变，如出现视网膜下新生血管膜、漆裂纹、Fuchs 斑等。患者除了远视力差之外，常伴有夜间视力差、飞蚊症、漂浮物、闪光感等，发生视网膜脱离、撕裂、裂孔、黄斑出血、新生血管和开角型青光眼的危险性要大得多。病理性近视的发生多认为与遗传有关。

名老中医提示：目失所养致使玄府受损而神光不能发越，看近清楚，看远不清是本病的证候特征。肾为先天之本，阴阳之脏，乃人体生长发育之源和眼内晶珠（晶状体）发光之根。阴阳平衡、气血和调，则眼之前后直径（轴径）不长不短，饱满丰圆，黄晶珠发光，远近正常，始无近视之疾。若阴阳一有所偏，则眼内组织发育不良，眼之前后直径不长即短，其长者，晶珠较正常而后移（晶状体曲率改变），远射困难，此乃阳虚阴盛，阳受阴遏，故视物能近怯远。

第四节　近视、远视、散光能够治愈吗?

　　近视的治疗方法其实有很多种,包括框架眼镜、角膜接触镜、手术。对于轻、中度的近视患者,是可以通过适度配凹透镜片矫正视力。而高度近视配框架眼镜后,常常因为感觉物像过小、头昏或看近物困难,可能还需要酌情减低度数才能改善不适。配框架眼镜只是能够矫正视力,导致近视的长眼轴,或眼底改变是没有任何变化的。戴角膜接触镜矫正近视的原理是通过中央基弧区角膜进行机械压迫和按摩,在中央正压力和外围负压力的作用下,角膜上皮组织形态逐步发生改变,并依循角膜塑形镜的设计形状进行重新分布,实现角膜重新塑形,最终有效降低近视患者的屈光度,达到控制近视的效果,但其产生的效果是临时性及可恢复的,是非手术摘掉近视眼镜的有效可逆性治疗方法。近视眼激光手术是一种矫正近视的激光手术,它包括激光光学角膜切削术、准分子激光原位角膜磨镶术 (Lasik,简称 IK)、准分子激光上皮下角膜磨镶术(LASEK,简称 EK)、波前像差引导准分子激光手术(Torsion Lasik,简称 TK)、飞秒、全飞秒激光六个发展阶段。激光近视手术是一种角膜手术,其原理是以准分子激光切削角膜基质组织,改变角膜曲率,使光线能够聚焦到视网膜上,从而达到矫正近视的目的。因此,其矫治范围是和角膜厚度息息相关的；1200 度以上的超高度近视患者，在术后预留安全角膜厚度的情况下往往会残留一定度数。因此，超过 1200 度的患者一般不宜接受手术，则应考虑 ICL 晶体植入手术。

对于远视眼，如果视力正常，又无自觉症状，是不需处理的。如果有视力疲劳症状或视力已经受影响，应配合适的凸透镜片矫正。远视程度较高的，尤其是伴有内斜视的儿童则应及早配镜。随着眼球的发育，儿童的远视程度有逐渐减退的趋势，因此每年还须检查一次，以便随时调整所戴眼镜的度数。除配凸透镜矫正外，还可以用角膜接触镜（隐形眼镜）矫正。对于 300 度以下的远视也可能考虑手术治疗。

对于散光的治疗，一般轻度而无症状者可不处理，否则应配柱面透镜片矫正，近视性散光用凹柱镜片，远视性散光用凸柱镜片。不规则散光用镜片不易矫正，可配用角膜接触镜矫正。对于先天性或后天因眼部手术如白内障或角膜移植术后所致的高度散光，可以行如准分子激光屈光性角膜手术、激光角膜热成形术、角膜切开术等治疗。

名老中医提示：眼能得神，则目光炯炯，明视万物。神有其物质基础，它由先天之精生成，并需后天饮食所化生的精气充养，才能维持和发挥它的生理功能。看书等用眼过度，光线暗或躺着看书，看电视电脑过多过久，吃甜食过多，室外活动少等都会导致视力下降而出现近视、散光等，平时也可做眼保健操，使眼部肌肉放松，也可适当食用一些对眼睛有益的食物。

第五节　老花眼越来越严重怎么办?

老视这个词对老年人来说都不陌生，但真正懂得的人却没有多少，医生临床上会经常遇到这样的患者："医生我有老花眼，买了老花镜，一开始戴还好，但戴着觉得越来越不管用，是不是我眼睛出问题了?""您眼镜哪里买的?""地摊买的。"老视在老年人中是很普遍的，但很多人缺乏专业的知识，所以对老视的认知不够，不能做出正确的处理，最后也难以达到想要的结果。

想知道怎么处理老视，就得先了解老视是什么。先来打个比方，想象眼球是个照相机，有镜头，有底片，有调焦器。生活中拍照大多数会选择用相机或者手机拍照，在相机里面有一个手动对焦和自动对焦，那为什么相机要进行对焦呢，那是由于相机在看远处和看近处的时候距离不一样，如果相机不对焦的话，很有可能就造成了照片拍摄不清晰。那眼睛就好比照相机一样，也是需要进行调焦的，那么眼睛里的调焦器是谁呢，它就是晶状体及睫状肌。老视的本质就是调焦器出了问题，不能精准调焦看近物。那老年人为什么会出现老视，有两种原因：一种是生理性的，这是人体自然衰老的过程，有的人可能会随着年龄的增长，老视加重。另一种可能与疾病有关。

眼睛老视是一个渐进的过程，一时很难察觉，其实可以通过以下方式自测自己是否已经老视了：①看字串行；②看文字成双；③看远处清楚，近处阅读不清楚；④看近的小字需要拿远才能看清；⑤原来戴近视眼镜阅读，现在需要把眼镜摘下才能看清楚；⑥看手机，屏幕亮度要调高；⑦看书时，室内要明亮。出现以上问题就说明您的眼睛已经老视了。此外，还要提醒一下中青年朋友们，迷恋看手机会让您"人未老、眼先衰"。

老视是很难避免的，那针对老视进展的情况该如何处理呢？医生建议首先需要到医院进行系统的检查，比如远近视力、裂隙灯、验光等，需要排查眼部疾病；如果需要配镜，根据验光结果及患者的工作性质、阅读学习习惯来选择合适的眼镜，切忌随意买成品眼镜，否则度数不对，更容易引起眼疲劳、视物不清等不适，容易引起老视加重。目前对于老视并没有特效的治疗方式，主要是在日常的生活中注意良好的生活习惯、饮食的均衡，不要偏食，平时可以适量食用一些对眼睛有益的食物，比如富含维生素的菠菜、胡萝卜、紫甘蓝等这一类的蔬菜。

名老中医提示：老视中医常认为阴精不能收敛，目失濡养致目中光华不能收敛视近。治疗常以补益肝肾，养阴明目。平时也可做下眼保健操，使眼部肌肉放松，改善调节，也可适当食用一些对眼睛有益的食物。如果伴有眼疲劳，也可医院行中药超声雾化熏眼及针灸治疗。

第六节　孩子斜视了，多大能够做手术?

临床上也经常会看到家长带着小朋友来医院检查眼睛，一检查发现是斜视，家长一听就会紧张，会不停地问，医生严不严重，能不能治，能做手术不? 那孩子斜视了，究竟该不该做手术呢?

首先，来了解什么是斜视（图8-2）。

斜视被人们俗称为"斜眼"，医学的定义为: 眼的视轴发生偏斜，且不能为双眼的融合功能所克服，即双眼不能同时注视目标，其中一眼注视目标，另一眼却偏离了正确的方向，出现双眼的位置不对称。

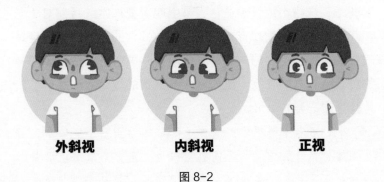

外斜视　　　　　内斜视　　　　　正视

图8-2

一、斜视有什么危害呢?

（1）外观异常影响心理健康：众所周知，斜视影响外观，这也是大多数斜视患者主动就医的主要原因。因外观的异常难免给患者心理健康蒙上阴影，从而造成其孤僻、自卑及反常的心理。

（2）视觉功能受到损害：一方面双眼没有协调工作的机会，看东西时，一眼偏斜，仅仅能用一眼注视目标，故双眼单视功能不能正常发育，不能有良好的立体视觉，使斜视患者在从事许多工作时会受到限制，例如驾驶、绘图等精细工作；另一方面，因长期只用好眼看东西，斜视眼受到抑制，易形成斜视性的弱视。

（3）造成全身骨髓发育畸形：一些麻痹性斜视的患者，由于眼肌麻痹出现复视，常采用歪头、侧脸、收扬额等一些特殊的头位来克服视物时的不适，医学上称"代偿头位"。因此，如不及早矫治斜视，长期的"代偿头位"会导致全身骨髓发育的畸形，出现脊柱的侧弯等。

二、儿童斜视手术时机如何选择?

（1）婴儿型斜视：在出生后 6 ~ 18 个月内手术对建立双眼视功能最好。

（2）单眼弱视的斜视：必须先积极治疗弱视，待双眼视力平衡后方可手术。

（3）间歇性外斜视：当斜视角相对稳定、有其变化规律，双眼视功能开始受到破坏时，就应及时手术。

（4）特殊类型斜视：如固定性斜视、先天性机械性因素所致的斜视等，一旦发现，应尽早手术。

医生建议：发现孩子斜眼，首先要带孩子到正规的医院就诊。可以进行视力、裂隙灯显微镜、眼底、眼位、眼球运动等检查，特别是应该做散瞳验光检查，如为远视和（或）弱视，一定要配戴眼镜进行治疗。但有的孩子却被诊断为"假性斜视"，这是因为有的孩子鼻梁低平，眼距较宽，在眼睛的鼻侧有一块内眦赘皮，遮盖鼻侧的球结膜（俗称白眼球），使人看起来黑眼球好像移位了，造成了斜视的假象。假性斜视一般会随着孩子的发育，鼻梁的长高，逐渐得到自然的改观，一般无须特殊治疗。

名老中医提示：小儿斜视一般为先天禀赋不足，眼部发育不良而致目偏斜；或者眼珠发育异常，致能远怯近，日久目珠偏斜。也有婴幼儿期长期逼近视物或头部偏向一侧，视之过久，致筋脉挛滞，日久导致目偏视。临床常考虑肝肾亏虚、筋洛挛滞，除了手术及配镜矫正外，可考虑补益肝肾、舒筋通络治疗，也可配以针灸治疗。

第七节　得了弱视怎么办?

弱视在青少年中,相比屈光不正会少很多,但弱视却是不可忽视的问题。弱视按中华医学会眼科学会全国儿童斜视弱视防治学组 1996 年制定的弱视斜视诊断标准,是指眼无器质性病变,以功能性因素为主所引起的远视力 ≤ 0.8 且不能矫正者,称为弱视。意思就是戴镜视力不能低于 0.8,对幼儿在诊断时应考虑年龄因素。按程度分为:矫正视力 ≤ 0.1 者为重度弱视;$0.2 \sim 0.5$ 者为中度弱视;$0.6 \sim 0.8$ 者为轻度弱视。

引起弱视的原因主要有:屈光不正、屈光参差、斜视、视觉剥夺及其他。

弱视的表现:

(1)矫正视力低下。

(2)低照度视力(暗光下视力):绝大多数人通过暗玻璃看视力表时,视力会相应减少几行,但有些弱视眼的视力无明显改变。

(3)拥挤现象:弱视眼对单个字体的识别能力比对同样大小但排列成行的字体的识别力要高得多。

(4)对比敏感功能(CSF)低下:弱视患者的视力与CSF之间有直线性关系。视力低下时,CSF 也低下,曲线全频段或在高、中频段明显降低，曲线的高峰向低空间频率端移动。治疗后原弱视眼的 CSF 仍比健眼低下，斜视性和屈光参差性弱视有这种现象。

那么得了弱视怎么办呢？怎么治疗呢？弱视是可以治愈的。只要早发现、早治疗、家长和患儿积极主动配合，严格遵照医生的正确医嘱治疗，一定可以达到满意的疗效。弱视是视觉发育性疾病，治疗过程就是促进视觉功能不断发育的过程，所以治疗一定是越早越好。据临床资料显示，在视觉发育关键期（3 岁前）治疗效果最好，其次是视觉发育敏感期（8 岁前），在这个阶段，视觉环境影响视觉系统的发育，视觉系统对异常刺激表现出超常的敏感。恶劣的视环境易导致弱视，特别是视觉发育关键期内，但这也是治疗弱视的最佳年龄。超过了这两个时期，弱视的治愈率会大大降低。

名老中医提示：弱视常为小儿肝肾不足、脾胃虚弱所致，可以补益肝肾、健脾益气治疗，平素可行系统的弱视治疗，配以中医针灸治疗，可达到良好的效果，弱视对小儿的影响是比较深远的，希望家长能引起足够重视，需要严格地配合弱视治疗。

第八节　角膜塑形镜对控制孩子近视真的有用吗？

对于青少年儿童屈光不正，配镜的时候总能听到一个名词：角膜塑形镜。因为它只用晚上戴，白天不用戴就能拥有正常视力，在很多人眼里就像神器一样的存在，那究竟它有没有这么神奇。

角膜塑形镜临床又称硬性角膜接触镜、OK镜，主要用于眼科屈光不正的治疗。目前普遍认为角膜塑形镜使中央角膜变平变薄，旁中央角膜变陡变厚引起角膜屈光的改变，从而在矫正中央屈光度的同时减少周边视网膜的远视性离焦，减缓眼轴增长，以达到控制近视的目的。角膜塑形镜在夜间睡眠时间佩戴，暂时性地使中央角膜区变薄，患者可在日间获得清晰的视力，而不需要戴眼镜。一般在戴角膜塑形镜第1晚，角膜形态变化程度最大，而在7～10 d的连续佩戴后才能获得稳定的效果。其定制曲率大小和度数可"量眼定制"，适应范围广，具有硬性透氧性、无痛苦、效果显著、可预测、可逆转、可调控等特点。

戴角膜塑形镜，是目前和增加户外活动、低浓度阿托品、多焦软镜与新型离焦光学镜片一样，被证实能有效延缓青少年近视进展的控制方法。适合验配的条件：①近视增长速度快，每年增长速度 ≥ 75 度可以考虑；②年龄 ≥ 8 岁；③近视度数在 600 度以下，角膜形态正常，除屈光不正之外，没有其他特殊眼病者；④不怕麻烦，能坚持戴、配合复查；⑤能接受其高昂的价格（5000 ~ 10000 元不等）。

佩戴角膜塑形镜对患者的要求相对会比较高，而且需要医生先行把关，行系统的眼部检查，如裂隙灯检查、散瞳验光、角膜地形图检查等，帮助排除眼部疾病。佩戴者平时也需要注意用眼卫生，严格按要求使用及佩戴角膜塑形镜，若有眼部不适，如感冒、发烧时，出现眼部不适，如眼红、眼痛、畏光、流泪等情况时，则需要停戴。而且戴镜后第一天、一周、一个月、三个月需要复查，此后每三个月检查一次。使用寿命通常为 1 ~ 1.5 年，需要定期复查及更换，一般建议戴到 18 岁左右，近视度数相对比较稳定的年龄阶段。成年后仍可以继续戴镜。

名老中医提示：治疗近视的方式有多种，配角膜塑形镜只是其中一种，虽然效果较框架眼镜效果好，但也需要量经济能力而行。关键在于，需要青少年、儿童改变用眼习惯，科学用眼，及时矫正视力，规律复查。

第九节　戴眼镜会使近视度数越戴越深吗？

医生，我家小孩可以不戴眼镜吗？这是医生经常碰到的问题。一些近视患者宁可看不清东西，也不愿戴眼镜，而有些家长担心小孩子戴了眼镜后近视越来越重，不想让小孩戴眼镜，有的则是未坚持佩戴。其实这是一种认识上的误区，相反，不戴眼镜及缺乏视力保健措施，却是世卫组织公布的主要致盲原因之一。

之所以戴了眼镜，仍然出现度数越来越高的情况，主要原因有以下几点。第一，眼镜不合适。不合适的眼镜不仅会让度数过快变大，还会产生眼疲劳。第二，用眼习惯长期不良。用眼时间过长，易发生眼疲劳，视力会明显下降。现今为电子终端泛滥的时代，电子产品使用时间都比过去大大增加，各种灯光的刺激，容易引起眼部疲劳及疾病的发生。所以最好要在用眼一小时左右向远处眺望3～5分钟，同时，应坚持做眼保健操，不躺着看书。第三，没有规律检查视力。一般儿童建议每三个月查一次视力，未成年人要求每半年检查一次视力，成年人每年至少检查一次视力。一旦发现视力下降，要及时进行验光配镜以矫正视力。合适的眼镜可以减少眼疲劳，减缓眼镜度数的加深。近视朋友一定要定期去检查，才能确保眼睛的健康。第四，没有选择合适的镜片。很多家长配镜的时候，都追求美观，而忽视了镜片是有不同功能的，而这一点往往是造成近视加深的因素之一。购买新眼镜的时候，通常要明确自己眼镜的实际应用场景，以及工作学习强度。比如青少儿学生，那就建议使用成长乐镜片；如果每天长时间使用电脑等数字产品，那就建议选择数码型的镜片帮您减缓眼睛紧张或疲劳症状等。针对性选择适合自己应用场景的镜片才能更好地起到保护眼镜的功能。第五，饮食不注意营养。人眼的视网膜内有两种特别的抗氧化色素，称为叶黄素与玉米黄素，它们聚积在视网膜内，特别是集中于黄斑区（视觉最敏感的区域），扮演过滤蓝光的"黄色太阳眼镜"，以保护视网膜内的感光细胞，免受阳光及氧化的破坏。

医生建议：如果近视了，需要规律去医院复诊，最好根据需求验配合适的眼镜。如果你是真性近视，那么你的裸眼视力是无法自然恢复的。眼睛度数增长并不是因为戴眼镜导致的，而是自身的发育或者用眼过度引起的近视加深或自然增长，所以眼镜并不是导致近视的原因。戴眼镜的目的本来就是帮助改善视功能，控制近视发展程度，只要矫正到位就可以延缓近视加深。比如说角膜塑形镜，可以把每年增长100度控制到每年增长50度甚至不增长，这对于近视患者来说是非常重要的帮助。如果戴镜不规律或者不戴，或者是长期不换眼镜，又不去医院复诊，使近视眼没有得到有效的处理，当然近视程度就加深了。

名老中医提示：眼镜的验配及使用最好是正规医院检查后，听从医生的建议，避免自认为的"常识"产生错误导向。近视目前是无法治愈的，只能通过各种方式来矫正。中医一般认为为心阳不足、气血不足、肝肾两虚所致，治疗上以补虚为主，可补心益气、补益气血、滋补肝肾。当然也是可以通过中医针灸来延缓近视的进展。

第十节　激光治疗近视有哪几种方法？各有什么优点？

一、目前准分子激光手术方式

（一）准分子激光屈光性角膜切削术

也称PRK，方法是去除角膜上皮后，角膜上的放射状切口通过准分子激光切削少量角膜浅表组织，以改变角膜表面曲率，减弱或者增强屈光力，矫正屈光不正（治疗近视的原理是按照预设的程序，切削角膜中央区浅表组织，使之变平，屈光力减弱，矫正近视。治疗远视则是切削角膜旁中央1区浅表组织，使角膜中央区变凸，屈光力增强，矫正远视）。该手术受术者操作技巧的影响较小，可以多次手术。但对高度近视和远视治疗的预测性较差。主要术后并发症包括角膜上皮下雾状混浊、屈光度数回退和视力回退、过矫、欠矫、夜间眩光、不规则散光、单眼复视、最佳矫正视力下降和感染等。

（二）准分子激光原位角膜磨镶术

也称 LASIK，其手术原理是用微型角膜板层刀在角膜表面制作一带蒂的板层角膜瓣，翻转角膜瓣后，应用准分子激光在角膜基质内进行切削，最后将角膜瓣复位。它和 PRK 一样，是通过改变角膜的形状，达到治疗屈光不正的目的。该手术可矫正近视、远视、散光等屈光不正，最高可矫正的度数受制于患者的角膜厚度，角膜厚度越厚，可矫正的度数越高，一般最高可矫正的近视度数达 –12.0 D（1200 度），甚至可以更高。该手术准确性高，安全性好，术后反应轻，并发症少，患者舒适度高，目前被广泛应用。

（三）飞秒激光

飞秒激光是一种以脉冲形式运转的激光，它的脉冲是人类目前在实验条件下所能获得的最短脉冲。这种激光目前已被应用于 LASIK 手术，用来制作角膜瓣，它的优势是能制作出厚度精准的角膜瓣，其精确度大约是板层刀的 3 倍，而发生角膜瓣并发症的概率则要低数倍。目前已有全飞秒、半飞秒激光屈光手术。

（四）Epi–LASIK

它是一种新兴的角膜屈光手术，属于机械制瓣法的 LASEK（准分子激光角膜上皮下磨镶术）手术。手术方法是应用一种高速震荡的塑性"钝刀"分离角膜上皮层，制作一个完整的、带蒂的角膜上皮瓣，然后完成激光切削并将上皮瓣复位。传统 LASIK 手术是在角膜基质层进行切削，对角膜厚度要求较高，若近视度数过高或角膜太薄时，在进行角膜切削后不能留下足够的角膜厚度，有发生医源性圆锥角膜的危险，故而限制了其在高度近视及薄角膜患者中的应用。而 Epi-LASIK 解决了这方面的问题，该手术制作的角膜上皮瓣非常薄，而且平滑并精准，其切削是在角膜前弹力层内进行，大幅度地节约了角膜厚度。手术的主要并发症是角膜瓣移位，由于角膜瓣超薄，所以很容易因为外力的作用发生移位，故而术后需要带角膜接触镜保护角膜瓣，并且在上皮瓣没有愈合之前，畏光、疼痛症状较为明显。

二、四种激光手术的优点

（一）PRK 优点

①手术设备及操作较简单。②并发症相对较少。③手术费用较 LASIK 低。

（二）LASIK 优点

①术后患者无明显疼痛。②视力恢复快。③无角膜上皮下浑浊。④不需长期用激素眼药。⑤保存了角膜前弹力层完整性。⑥术后屈光度稳定较快。⑦矫正从 –2.0 D 至 –25.0 D

的近视。⑧治疗远视眼和老视眼。

（三）飞秒激光优点

①精准度更高。②矫治范围更广。③矫治后视觉质量更好。④不受角膜屈曲率影响。⑤并发症少，术后视力恢复快。

（四）LASEK 优点

①手术成本低。②适合角膜厚度较薄的高度近视及中低度近视。③避免了 LASIK 作角膜瓣的烦琐。④完整的角膜瓣保护角膜，减轻了术后反应及上皮下浑浊的形成。

名老中医提示：屈光手术是以手术的方式改变眼的屈光状态以纠正屈光不正。以上手术方式均可达到屈光矫正的效果，至于应选用何种手术方式，还需经过严格的检查，由专业的眼科医生来给出专业的建议。

第九章

爱护双眼，预防眼外伤

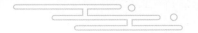

第一节　异物进入眼睛，该怎么办?

俗话说：眼里容不得沙子。在日常生活和工作中，常会发生异物入眼的现象。眼睛暴露在外，容易遭受异物侵入。异物入眼后，可立即引起不同程度的眼内异物感、疼痛及反射性流泪，严重的会造成眼球损伤，使视功能受损，轻者视力下降，重者可完全丧失视力。常见的异物有金属屑末、玻璃细渣、尘埃沙土、煤灰碳渣、碎叶毛刺、昆虫之类等。一旦发生异物入眼，需及时正确处理，切勿乱加揉擦和随意挑拨，以免加重病情或变生他症。

眼睑皮肤异物多见于爆炸伤，可使眼睑布满细小的火药渣、尘土、沙石、煤渣等。结膜异物常见的有灰尘、煤屑等，多隐藏在睑板下沟、穿隆部及半月皱襞，异物摩擦角膜会引起刺激症状。角膜异物以铁屑较多见，有明显的疼痛、畏光、流泪、眼睑痉挛等刺激症状。一般情况下，微小的异物可被泪水冲洗掉，凡泪水洗不出的异物都要小心处理。若刺激症状持续存在，需尽快到医院眼科就诊。铁质异物可形成锈斑，植物性异物容易引起感染。对于浅层异物，可在表面麻醉下，用盐水湿棉签拭去。较深的异物可用无菌针头剔除。对于多个异物可分期取出，先取出暴露的浅表异物，深层的暂不处理。若异物较大，已部分穿透角膜，应行显微手术取出异物。

　　值得注意的是，有些患者没有受伤、没有异物入眼，同样会出现类似的症状，红痛、畏光、流泪，甚至视力下降等，有可能是发生电光性眼炎，罪魁祸首是紫外线消毒灯。紫外线可被大部分的角膜上皮细胞的核蛋白吸收，导致细胞核膨胀，出现角膜"破皮"。可先冰敷患眼缓解疼痛，切勿揉眼，尽量保持闭眼休息，并尽早前往医院诊治。

　　另外还有致伤物穿破皮肤、眼球壁存留于眼内或眶内的情况。眼内异物严重危害视功能。由于异物飞入眼内的方向不同，存留在眼内的位置不同，可造成视网膜、黄斑、视神经的损伤。眼内异物一般应及早手术取出，手术方法根据异物的类型、大小、位置、有否磁性、能否看见、是否包裹等来决定。眶内异物常见的有金属弹片、木竹碎片等，若合并化脓感染时，应切开排脓取出异物。若异物深入眶尖部或波及视神经时，应行眼眶 CT 准确定位，尽快取出异物。

　　名老中医提醒：中医称本病为"异物入目"。异物入目多发生在建筑工地、五金车间、家具制作、玻璃烧制等工地，患者日常作业时可佩戴防护眼镜以预防。发生异物入眼后，切不可随意揉眼，务必尽早就医，及时让医生取出异物，避免角膜结膜及其他眼组织感染。角膜异物剔除术后，多见畏光、流泪、异物感、目痛难睁等，中医认为其与风邪、热邪侵袭相关，可配合祛风清热解毒之荆芥、防风、鱼腥草、蒲公英、野菊花、薄荷之品以煎汁代茶饮。

第二节　眼部被酸碱烧伤了，可以采用哪些急救措施？

眼部酸碱伤，又称眼部化学伤，多指带酸碱性的化学物品的溶液、粉尘或气体接触眼部所致的眼损伤。其中碱烧伤主要发生在接触化学物品如化工厂、实验室或施工场所等的从业人员，常见为石灰、氢氧化钠、氨水等，因碱能溶解脂肪和蛋白质，可促使其渗透到深层和眼内，使细胞分解坏死，故其发展快、并发症多，多预后不良。酸烧伤中酸性物质分为有机酸及无机酸两大类，常见的有硫酸、亚硫酸、盐酸、氢氟酸、亚硝酸及醋酸，其损伤程度和预后多取决于化学物浓度、渗透压及眼部接触时间，但因酸性物质对蛋白有凝固作用，高浓度能使组织蛋白凝固坏死，但由于凝固的蛋白不溶于水，能阻止酸继续向深层渗透，损伤相对较轻。

根据酸碱伤后的组织反应，一般可分为轻、中、重三种程度。轻度的多由弱酸或稀释的弱碱引起，一般不留瘢痕，无明显并发症，视力多不受影响；中度多由强酸或较稀的碱引起，治愈后会遗留角膜斑翳，严重影响视力；重度多由强碱引起，结膜出现广泛的缺陷坏死，角膜全层呈灰白或瓷白色混浊。会造成角膜溃疡或穿孔，引起葡萄膜炎、继发性青光眼和白内障等。角膜穿孔愈合后会形成前粘性角膜白斑、角膜葡萄肿或眼球萎缩。结膜损伤愈合时可造成睑球粘连，最终引起视功能或眼球的丧失。此外，眼睑、泪道的烧伤还可引起眼睑畸形、眼睑闭合不全、溢泪等并发症。

酸碱烧伤并发症多，预后不佳，那么究竟如何做才能将损伤降到最低呢？

在发生酸碱伤时，应立即分秒必争地在现场就地取材，用大量清水或其他水源反复冲洗，冲洗时应翻转眼睑，转动眼球，暴露穹窿部，将结膜囊内的化学物质彻底洗出。冲洗时间至少 30 分钟以上。送至医院后再次使用大量生理盐水继续冲洗，详细检查结膜囊是否有异物，并尽快开始酸碱中和治疗。需要注意的是：眼部冲洗是处理酸、碱烧伤最重要的一步，及时彻底冲洗能将损伤减少到最小程度。

名老中医提示：酸碱烧伤，归属于中医学"酸碱入目"范畴，是一种常见的眼科急症，多因接触酸碱性化学物质后导致，故应做好宣传工作，妥善保管化学物品，注意预防。若发生酸碱物质入眼，早期就地急救冲洗尤为重要。中医认为"酸碱入目"早期致病因素多为"热"与"瘀"相结合，可予连翘、柴胡、生地黄、葛根、当归、赤芍各 10 g，桃仁、红花、枳壳、甘草各 6 g 之解毒活血汤以清热解毒、活血化瘀治疗。也可选择鱼腥草炖雪梨食疗以清热解毒明目，雪梨 250 g，鱼腥草 60 g，蜂蜜适量，以上材料加适量水大火煮开后小火炖煮 30 分钟，去渣后早晚各 1 次服用。

第三节　受伤的眼睛视力下降能恢复吗?

眼睛受伤后视力下降，能不能恢复要根据情况而定，比如致伤因素、受伤的轻重、部位，受伤后治疗措施是否及时恰当，都会影响视力恢复。

眼睛就像一台精密的照相机，任何一个零件出了问题，都无法拍出清晰的照片。在眼睛里，只有晶状体有相对理想的替代品，也就是人工晶体。其他零件，比如视网膜、视神经，都没有办法替代，如果损伤就不可能恢复。虽然角膜可以移植，但是仍然存在角膜移植术后感染、排异等相关并发症发生的风险。

眼睛受伤后，有的情况是可以恢复的。轻度损伤，比如角膜上皮损伤、电光性眼炎、轻度酸碱烧伤、少量的前房或者玻璃体积血等，经及时、恰当的处理后，角膜上皮修复、眼内积血吸收，一般不遗留瘢痕及相关后遗症，较少影响视力。

严重损伤，如眼穿通伤、破裂伤、眼内异物、中重度酸碱烧伤等，损伤波及深层角膜、虹膜、晶状体、视网膜、黄斑部、视神经等，造成角膜白斑、虹膜炎、继发性青光眼、视网膜挫伤、视神经萎缩等，基本难以恢复视力。

因此，要爱护眼睛，工作和劳作中要注意安全生产，佩戴合适的防护镜。婴幼儿要时刻有家长的陪护，孩子的活动范围内，避免尖锐或者有棱角的东西出现。对年龄稍大的孩子，要培养安全意识，要正确使用剪刀、针等锐器（图9-1）。

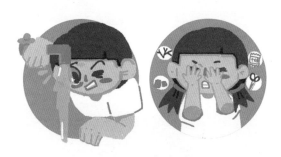

图9-1　眼部受伤

严重的眼外伤往往是多部位的复合伤，视力恢复不容乐观，要以预防为主。日常工作和劳作中要注意安全生产，佩戴合适的防护镜。受伤后需积极处理、及时就诊，有效地急救和护理对眼外伤患者保存眼球完整及视力恢复有积极的意义。

名老中医提示：眼外伤，中医总称"外伤眼病"，在古代医籍中常统称为"为物所伤之病"，多分属于"撞击伤目""真睛破损""异物入目""酸碱伤目""辐射伤目""热烫伤目"等内容中。眼居高位，暴露于外，易受外伤，造成形态和功能损害。眼珠脉道幽深细微，经络分布周密，气血纵横贯目，若有损伤，既可伤血，又可伤气，伤血则易致瘀滞，伤气则气机失调。外伤眼病常需内外兼治，其早中期中医治疗或祛风清热，兼以活血，常用防风、荆芥、金银花、白芷、赤芍、玄参、生地等，或清热解毒，兼以凉血，常用栀子、黄芩、黄连、连翘、蒲公英、丹皮、决明子、白花蛇舌草等，或疏肝理气泻火，常用柴胡、香附、龙胆草、夏枯草等，后期多配合理气化瘀明目治疗，常用桃仁、红花、赤芍、川芎、枳壳、桔梗、益母草等。

第四节　鞭炮炸伤眼睛应该怎么办？

春节本是洋溢喜气的日子，"爆竹声中一岁除，春风送暖入屠苏"，放鞭炮被赋予辞旧迎新之说，并展示了对生活的美好向往，但鞭炮质量的良莠不齐，存在严重安全隐患，常有鞭炮炸伤眼睛，造成难以挽回的悲剧。

鞭炮爆炸伤是一种复合性损伤，对眼球造成严重损害，是由于爆炸物通过瞬间的高温高压气浪冲击，导致眼球、眼附属器及周围组织受到机械性损伤、化学性烧伤及热烧伤，并伴随着爆炸物及周围物品的碎片飞溅造成眼部组织损伤。轻者可见眉部、睫毛、眼睑和眼周皮肤、结膜、角膜的轻度热烧伤、轻度化学性烧伤及浅表擦伤；重者可致眼球破裂伤、眼内出血，眼内容物脱出，眼球塌陷，预后极差，严重者合并全身其他部位的损伤，如颅脑、胸腹、四肢的损伤，甚至因伤势过重而死亡。鞭炮伤往往带来的是不可逆的损伤，所有的治疗都只能是尽力保住眼球。关键在于自身一定要提高防范意识，在燃放烟花爆竹时应注意安全。

那么当鞭炮炸伤眼睛后，应该怎么办呢？

首先对于轻症患者，应将伤者眼部、颜面部的脏物及小碎石等轻柔仔细清除，可用干净的清水冲洗创面。清水不仅能将细小的灰尘、异物和血迹清除，还能起到局部降温的作用，使被灼伤的组织降温，减轻进一步损害。若皮肤表面有水疱形成，不要将其挤破或挑破，简单处理后立即送医院就诊，听从专业医生的建议，视情况予以治疗。另外，不要在患处涂上有颜色的药水、药膏，以免增加感染的风险，影响医生判断伤情，更不能涂抹酱油、牙膏等。医生在临床上见眼部轻度损伤的患者，自行涂药或者酱油、牙膏等，等症状加重后来医院就诊，首先不规范的创伤处理会延误病情；其次增加了医生后续清创的复杂性，还给伤者带来更多痛苦。

若伤情较重，如眼球破裂伴内容物脱出、眼球穿通伤（异物进入眼球）、严重化学性烧伤等，伴眼睑高度肿胀、皮下瘀血，患者自觉剧烈疼痛、流泪，睁眼困难，此时不要强行扒开眼睑，切记不可去除脱出眼外的组织，保护脱出组织，立即以清洁的纱布或毛巾覆盖后送医院救治。

名老中医提示：中医称眼球为外物所伤的眼病为撞

击伤目或真睛破损，早期及时就诊对于眼部预后至关重要。眼爆炸伤往往是不可逆的损伤，要加强宣传教育，规范使用烟花爆竹，做好安全防护，提高安全意识，避免炸伤。此类患者饮食宜清淡，食疗方可采用夏枯草、香附、三七和没药煮粥，夏枯草清肝明目，香附疏肝解郁，三七和没药活血化瘀。

第十章

常见全身疾病的眼部表现

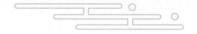

第一节　动脉硬化与高血压有什么样的眼部表现？

动脉硬化普遍存在于中老年人群中，它也会引起一些眼底改变。眼底改变主要有视网膜动脉变细、狭窄，颜色变淡，管壁增厚，反光带增宽，动静脉交叉征阳性，病情严重者，视网膜后极部还可有渗出、出血。少数动脉粥样硬化患者视盘或其附近的动脉上可见到锯齿样狭窄、黄白色粥样硬化斑块。

动脉硬化与高血压关系密切，除了动脉硬化会导致眼底的一些改变。高血压患者长期缓慢持续的高血压，是视网膜动脉由功能性血管痉挛，逐渐发生一些生化、病理改变，出现高血压性视网膜病变。高血压视网膜病变会出现不同程度的视网膜小动脉狭窄，动静脉交叉挤压，甚至视网膜出血、渗出、棉绒斑、视盘水肿和视网膜水肿。本病可能诱发视网膜静脉阻塞。本病以高血压为发病基础，故降血压为最根本的防治措施。西医辅以维生素 B、维生素 C 及钙剂等促进眼底病变吸收。

名老中医提示：中医认为高血压性视网膜病变可归纳为风、火、痰、虚四个方面，多因肝肾阴阳失调，阴虚阳亢；或肝阳亢盛，风火上攻，气血逆乱；或痰湿阻络，血不循经所致。在控制血压的基础上，结合中医辨证论治以滋养肝肾，平肝潜阳，调和阴阳，清肝泻火，燥湿祛痰，活血化瘀等，并可配合针灸治疗。平时应积极预防及控制高血压、高血脂，可选择服用维生素C、维生素E、丹参片、复方血栓通等药物以软化血管；合理饮食，多吃蔬菜、水果，忌烟酒、油腻、辛辣之品，少食海腥发物、含胆固醇高的食物。

第二节　糖尿病有什么样的眼部表现？

糖尿病视网膜病变是糖尿病后期的严重并发症之一，是致盲的一个重要原因。本病早期，患者眼部多无自觉症状，病久可有不同程度视力减退，眼前黑影或视物变形，甚至失明。眼底则可看到微血管瘤、视网膜渗出、水肿，严重者可出现玻璃体积血、视网膜新生血管、增殖膜，甚至牵拉视网膜导致视网膜脱离。由于糖尿病视网膜病变可出现新生血管，所以还可能出现虹膜新生血管及新生血管性青光眼。糖尿病患者，除了视网膜病变，还可出现以下眼部病变：糖尿病性白内障、糖尿病视神经病变、糖尿病性眼肌麻痹等。

如何治疗糖尿病患者的这些眼部病变呢？首先要控制好血糖，血糖是引起这些病变的重要原因，同时控制高血压和高血脂也十分重要。如果眼部出现严重病变，如新生血管、玻璃体积血、视网膜脱离等，则需要结合眼底激光和手术治疗。中医中药在治疗糖尿病及其眼部并发症也有一定的优势，能够促进积血、水肿的吸收，缩短病程，提高疗效。

名老中医提示：中医称糖尿病视网膜病变为消渴内障，是指由消渴病引起的内障眼病。本病为双眼先后发病或同时发病，可对视力造成严重影响。消渴内障患者多气阴两虚、肝肾不足、脾肾两虚、阴阳两虚、阴虚血燥而致脉络瘀阻、痰浊凝滞，中医治疗多以益气养阴、滋阴肝肾、温阳益气、阴阳双补治其本，通络明目、活血化瘀、化瘀散结、利水消肿治其标。后期根据病情严重程度配合眼底激光和玻璃体切割术治疗。除有新鲜出血和视网膜脱离者外，可行针刺治疗。严格而合理的控制血糖、血压、血脂是防治糖尿病相关并发症的基础。平常要慎起居、调情志、戒烟限酒，合理饮食，适当运动。定期做眼科检查，早期采取针对性治疗，以免延误病情。

第三节　肾脏疾病有什么样的眼部表现?

在日常生活中常常遇到有人一觉醒来突然出现眼睑水肿。其实眼睑肿，一部分是由于眼睑本身有炎症导致眼睑水肿，还有一部分人眼睑本身并没有问题，而是因为肾脏疾病导致眼睑水肿。一般急性肾小球肾炎容易导致晨起时眼睑水肿、结膜水肿或结膜下出血，眼底则可出现视盘水肿，视网膜水肿、渗出、出血、血管痉挛、狭窄等。以上病变具有可逆性，随着疾病治愈可恢复正常，治疗应积极控制感染，消除病灶，改善血管通透性及对症处理。

除了急性肾小球肾炎会引起眼部病变，慢性肾小球肾炎也容易引起眼部病变，如视盘充血、水肿，视网膜动脉痉挛、变细、水肿，静脉迂曲扩张，动静脉交叉征阳性，或呈弥漫性水肿，火焰状或片状出血，病情严重者，易引起视网膜脱离，严重损害视力。

名老中医提示：中医认为肾小球肾炎多为脾气虚损或脾肾气虚，或肾阴不足日久，气阴两虚为本，治宜益气养阴。同时，脏腑虚损失调导致湿热、痰浊、瘀血停于体内为其标，治宜清热祛湿、祛痰化浊、活血化瘀治其标。平时要注意好规律作息，优质蛋白饮食，清淡少盐，避免辛辣刺激的食物及损害肾脏的药物。

第四节　颅脑外伤有什么样的眼部表现？

颅脑外伤的患者也常常因为损伤部位的不同，而出现不同的眼部表现。

硬脑膜外血肿：眼部表现以瞳孔改变为主，若瞳孔先缩小后开大则预后良好；若瞳孔开大、僵直达30分钟以上则预后不良。此外，还可伴有视网膜前出血、眼球运动障碍等。

颅骨骨折：出血流入眶内，在双侧眼睑、球结膜下和眼眶皮下形成瘀血斑，色青紫，呈现熊猫眼征，还可能出现眼球突出，眼眶皮下气肿。伴有视神经管骨折的患者会出现视神经损害，视力急剧下降，甚至失明。

名老中医提示：中医认为本病为外伤致气血受伤，组织受损，以致血溢络外、血瘀气滞。治疗上，早期宜止血，后期行气活血，化瘀止痛。眼睑肿胀青紫者24小时内宜冷敷，24小时后则改为热敷。眼睛疼痛者可用生地黄、芙蓉叶、红花等量捣烂，鸡蛋清调匀，隔纱布敷眼。前房积血者应半坐位休息。平时加强宣传教育，严格执行安全操作制度，做好安全防护。饮食以清淡为宜，保持大便通畅。

第五节　脑血管疾病有什么样的眼部表现？

常见的脑血管疾病有脑动脉阻塞和颅内出血。常有不同的眼部表现。

脑动脉某些部位的阻塞可直接影响视路，因损害的部位不同而在眼部的表现也不同。颈动脉或颈内动脉阻塞，可出现一过性黑蒙或暂时性失明、视野缺损，重者出现永久性失明。

大脑的中、后动脉阻塞或基底动脉阻塞，可出现深度昏迷，偏瘫、偏身感觉障碍视野缺损，眼球运动障碍。治疗上主要是改善脑部血液循环，可用溶栓剂、血管扩张剂或活血化瘀中药等，颈动脉阻塞者可考虑手术。

颅内出血则可能引起眼肌麻痹（眼球运动障碍），斜视，眼球震颤，双侧瞳孔不等大，眼底视网膜动脉变细，视网膜静脉迂曲扩张，视网膜水肿、出血及渗出。治疗措施是控制脑水肿，降低颅内压、解除血管痉挛，预防并发症，有手术指征时及时手术治疗。

名老中医提示：中医认为由脑血管疾病引起的眼病，多为血不循经，溢于脉外，或气血运行不畅，气滞血瘀，脉络受损所致。治宜早期止血，后期行气活血化瘀，可配合针灸，尤其是眼球运动障碍者。平日里应当控制"三高"，即高血糖、高血脂、高血压，并清淡饮食，不熬夜，戒烟限酒，多吃绿色蔬菜、水果，补充维生素，软化血管，预防动脉硬化等。

第六节　药源性眼病有什么样的眼部表现？

在日常生活中，不可避免地会接触到一些药物，药物的过量使用会导致眼部出现各种各样的症状。下面举一些例子：

阿托品：门诊很多屈光不正的小朋友需要散瞳验光，滴阿托品眼用凝胶，阿托品会麻痹睫状肌，散大瞳孔，会出现视近模糊而引起不适。此外，阿托品还可能引起眼压升高，需在医师指导下应用。

毛果芸香碱：该药物主要用于治疗青光眼，若长期使用，也会引起一些眼部的不适，主要表现为流泪、视物昏朦、眼部充血、眼干涩等症状。

甲醇：一般是由于喝了掺和了甲醇的假酒或者从事化工业的人员吸入高浓度的甲醇蒸汽容易引起甲醇中毒。除了引起一系列全身中毒症状外，眼部也会出现一系列损害，如不同程度视力下降、视野缺损、视网膜血管变细、视神经萎缩，甚至视力丧失等。

乙醇：由于饮用了大量的乙醇或烈性酒，中枢神经出现的一种兴奋或抑制状态。除了全身的相应症状外，中毒者常出现瞳孔扩大，对光反射迟钝，眼外肌麻痹、视物模糊，严重者甚至失明。

糖皮质激素：该药广泛应用于各种不同的疾病，而且有些疾病还需要长期全身或局部应用，非常容易引起诸多反应。在眼部，常常会诱发激素性青光眼、激素性白内障等。

安定：即氯丙嗪，若长期（3～10年）、大量（每日500～1500 mg）服用，可引起眼部损害，如眼睑呈蓝灰色、结膜呈铜棕色、角膜混浊、白内障、视网膜色素紊乱等。

乙胺丁醇：该药为一种抗结核药，长期使用后可出现视神经炎，表现为视力急剧下降、眼球转动时疼痛、视盘水肿、充血、边界不清；或出现视网膜病变，如视网膜水肿、渗血、黄斑出血、色素紊乱；或出现是交叉受损，表现为视野缺损，视力下降，色觉异常。

名老中医提示：应用阿托品眼用凝胶前应该检测眼压，眼压高的患者不能使用，如果有青光眼家族史，也不能轻易使用，需在医师指导下使用。滴完阿托品眼用凝胶后，一般需按压泪囊区，以免通过口腔、鼻子吸收过量药物产生面色潮红、口干等副作用。任何药物都不应该过量使用，并定期检查眼睛，出现了相关眼部并发症，要及时就医。平时应该戒烟限酒，避免假酒、勾兑酒，从事高危化工业应注意加强防护措施。

参考文献

［1］张旭东．专家谈眼病 [M]．北京：科学技术文献出版社，2019.

［2］邢小丽．漫"话"老年眼病 [M]．天津：天津科学技术出版社，2020.

［3］张颖．老年眼病自助手册 [M]．北京：人民卫生出版社，2018.

［4］陶海，吴海洋．常见眼病的防与治 [M]．北京：中国科学技术出版社，2014.

［5］喻京生．白内障——患者最想知道什么 [M]．太原：山西科学技术出版社，2004.

［6］吴素虹．眼病家庭康复宝典 [M]．北京：人民卫生出版社，2016.

［7］王育良．眼病防治 350 问 [M]．北京：中国中医药出版社，2005.

［8］喻京生．五官科护理学 [M]．北京：中国中医药出版社，2016.

［9］张仁俊，毕宏生，张铭连，等．实用眼科药物学 [M]．北京：人民军医出版社，2015.

［10］彭清华．中医眼科学 [M]．北京：中国中医药出版社，2016.

［11］杨培增，范先群．眼科学 [M].9 版．北京：人民卫生出版社，2018.

［12］张仁俊，张铭连．常见眼病食疗 [M]．北京：人民军医出版社，2012.

［13］张仁俊，钟兴武，张铭连．中西医眼科学 [M]．北京：科学出版社，2019.